仁济泌尿
日间手术护理配合手册

主　编　薛蔚　杨艳

U0266476

科学出版社

北京

内 容 简 介

日间手术是指在一日（24 小时）内有计划地完成入院、出院及手术或操作。优质的护理配合是保障日间手术安全和有效的最重要基础。本书内容包括日间手术室管理，泌尿系统解剖知识，泌尿科日间手术体位管理、器械管理及手术护理配合，重点突出常见泌尿科日间手术护理配合，详细介绍了手术主要步骤、护理操作配合及器械管理流程。本书兼具实用性、操作性和科学性，可供各级医院开展泌尿科日间手术的医护同仁查阅参考。

图书在版编目 (CIP) 数据

仁济泌尿日间手术护理配合手册 / 薛蔚，杨艳主编 . —北京：科学出版社，2021.10

ISBN 978-7-03-069340-2

Ⅰ . ①仁… Ⅱ . ①薛… ②杨… Ⅲ . ①泌尿系统外科手术－护理－手册 Ⅳ . ① R473.6-62

中国版本图书馆 CIP 数据核字（2021）第 136569 号

责任编辑：程晓红 / 责任校对：张 娟
责任印制：赵 博 / 封面设计：吴朝洪

科 学 出 版 社 出版

北京东黄城根北街 16 号
邮政编码：100717
http://www.sciencep.com

三河市春园印刷有限公司 印刷

科学出版社发行 各地新华书店经销

*

2021 年 10 月第 一 版 开本：850×1168 1/32
2022 年 6 月第二次印刷 印张：4 3/4
字数：109 000

定价：**56.00** 元

（如有印装质量问题，我社负责调换）

第5章

编著者名单

主 编	薛 蔚 杨 艳
副 主 编	胡文娟　陈哲颖　徐 燕　夏盛强
编 者	（按姓氏汉语拼音排序）

陈哲颖	董柏君	胡文娟	黄晓晨
李 琦	李佳怡	刘毅东	卢慕峻
吕坚伟	毛丹丹	沈 莹	陶 乐
王幼峰	夏盛强	徐 燕	宣寒青
薛 蔚	杨 艳	詹 霖	张 进
张连华	钟达川	朱明玲	

前　言

医疗资源客观需求的增长和有限的医疗资源的矛盾，催生了日间手术的快速发展。2012年3月，原国家卫生计生委卫生发展研究中心牵头组建成立了中国日间手术合作联盟（China Ambulatory Surgery Alliance，CASA），联盟由国内部分卫生行政主管部门、研究机构和医疗机构自愿组成。中国日间手术合作联盟2015年将日间手术定义为患者在一日（24小时）内完成入院、出院及手术或操作。为推进日间手术模式，推动构建分级诊疗制度，原国家卫生计生委与人力资源社会保障部于2016年10月联合下发《关于印发开展三级医院日间手术试点工作方案的通知》（国卫医函〔2016〕306号），启动三级医院日间手术试点工作。在各地申报的基础上，原国家卫生计生委和人力资源社会保障部确定了全国129家三级医院作为日间手术试点医院，上海交通大学医学院附属仁济医院也被列入了日间手术试点医院。

上海交通大学医学院附属仁济医院泌尿科（简称仁济泌尿）始终坚持以患者利益为第一位，以疾病为中心，以亚专业为单位，以术业专精的优秀青年医师为人才优势，重点推动学科专病诊治体系建设，注重学科发展的专业化、精细化、信息化和国际化。经过多年的摸索与实践，仁济泌尿通过转变临床模式，逐渐走出了一条特色鲜明的学科道路，成为中国日间手术的先行者。

优质的护理配合是保障日间手术安全性和有效性的最重要基础。日间手术的成功需要团队合作，对手术室护士的专业知识、护理技能、手术配合、病情观察能力、团队合作等各方面的要求更高。

本书从日间手术室建筑布局与设施、人员管理、排程管理及安全管理等各方面对仁济泌尿日间手术室的日常管理做了系统的介绍，以泌尿科常见日间手术为基础，对日间手术室管理、泌尿系统解剖知识、体位管理、器械管理及手术护理配合等予以详细介绍。重点突出手术护理配合及器械管理部分。对专科器械配以图谱和详细清洗、消毒、灭菌流程，图文并茂。本书编者均来自临床一线，所介绍的手术方式及术中配合技巧来源于临床经验的总结，并得到了临床医师的指导和修正。本书强调整体护理观念，在关注手术配合技能的同时也关注患者围手术期护理要点，为高质量的手术配合提供了全面的解决方法。

感谢各位编者在本书编著期间付出的努力，更感谢一直以来默默耕耘在工作第一线的所有仁济人。众志成城，继往开来，砥砺前行，共谋发展！

上海交通大学医学院附属仁济医院
副院长、泌尿科主任
薛 蔚
2021年7月

目　录

第1章　日间手术室的管理 ……………………………… 1

第一节　日间手术室建筑布局与设施 ………………………1

第二节　日间手术室的人员管理 ………………………………4

第三节　日间手术室的手术排程管理 ………………………8

第四节　日间手术室的安全管理 ……………………………11

第2章　泌尿系统解剖知识概要 ………………………… 19

第一节　肾脏及输尿管的解剖 ………………………………19

第二节　膀胱及前列腺的解剖 ………………………………21

第三节　尿道的解剖 …………………………………………22

第3章　泌尿科日间手术的体位管理 ………………… 23

第一节　常用体位垫 …………………………………………23

第二节　仰卧位的管理 ………………………………………25

第三节　膀胱截石位的管理 …………………………………28

第四节　侧卧位的管理 ………………………………………30

第五节　俯卧位的管理 ………………………………………34

第六节　斜仰截石位的管理 …………………………………37

第4章　泌尿科日间手术的器械管理 ………………… 40

第一节　常用专科器械 ………………………………………40

第二节　硬镜手术器械的管理 ………………………………56

第三节　软镜手术器械的管理 ………………………………58

第四节　专科器械包的管理 …………………………………60

第5章　手术护理配合 ………………………………………… 63

　　第一节　肾脏手术的护理配合 ……………………………… 63

　　第二节　输尿管手术的护理配合 …………………………… 76

　　第三节　膀胱手术的护理配合 ……………………………… 86

　　第四节　前列腺手术的护理配合 …………………………… 98

　　第五节　尿道手术的护理配合 ……………………………… 108

　　第六节　睾丸手术的护理配合 ……………………………… 119

　　第七节　男性生殖手术的护理配合 ………………………… 123

　　第八节　泌尿科常规器械包及敷料包配置 ………………… 131

　　参考文献 ……………………………………………………… 137

第1章

* * * * * * * *

日间手术室的管理

日间手术室是为日间患者实施手术的地方，具有手术患者多、周转快、人员进出频繁的特点，这给管理带来了一定难度。目前，国内医院的日间手术室一般有两种规划方案，一种是日间手术与住院手术共用同一手术室，或从手术部划出几个手术间，供全院统一安排日间手术；另一种是医院内设立独立的日间手术室，仅对日间手术患者开放。本章主要介绍独立的日间手术室护理管理。

第一节　日间手术室建筑布局与设施

日间手术室的建筑设计应注重前瞻性，作为日间手术中心的重要部门，也要考虑日间管理中心和日间病房的建筑设计。不同的医院应根据医院的实际情况和规模、预期的手术总量及准备开展的手术种类确定手术室的建筑布局和区域划分。

一、日间手术室建筑设计要求

日间手术中心的设计对其功能及运行效率都是至关重要的。日间手术中心的设计有两种最基本的模式，即"跑道"模式和"无跑道"模式。"跑道"模式中，患者有一个单一方向的运动路线，依次通过入口、术前区域、手术室、术后康复区域，最后离开日间手术中心。该设计的优点是术前、术后的患者不会混合，患者便捷；缺点是需要较大的空间和更多的护理人员。在"无跑道"模式中，术前、术后的患者会混在一起，护士往往需要同时护理多名患者。各家医院要根据自身的情况选择日间手术中心的建筑设计模式。总之，日间手术室、麻醉恢复室、日间手术病房宜建立在同一平面或上下楼层，以便提高手术室的手术效率；麻醉恢复室的床位数宜与手术间相同，满足周转要求并保证患者安全。

手术室的设置应充分体现人员及物品流程的科学性和感染预防的可控性。手术室要求分区明确、洁污分流。日间手术室应为洁净手术室，其洁净度级别应符合所开展手术的质控要求。新建手术室应避开污染源，不宜设在首层和高层建筑的顶层，宜设在与手术科室、病理科、消毒供应中心、放射科等密切联系科室邻近的地方；应设有专用电梯2部以上，洁污分开，以运送手术物资、患者及手术室工作人员等，电梯空间宜大，能够容纳2辆转运推床较佳。建设日间手术室时，应根据医院规模及发展需要、预期的手术总量、准备开展手术的专科特点、日间手术病房床位数等设置手术间数和房间的净化级别，考虑开展骨科手术等需摄X线片的日间手术室必须设置X线防护房间，并按照放射防护标准设计、施工与验收，手术间的功能要满足不同病种手术的需求。普通手术间的数量与病床一般按1：（20～25）的比例计算，日间手术节奏较快，手术间与日间手术病床的比例建议为1：（10～15）。手术间的面积要根据手术间的级别、相关手术所需要的设备、人员数量来确定，理想面积应为40m^2，未来的手术室可能需要更大的空间，以便容纳机器人或半自动机器人设备，但对于局麻手术和无须大型设备的中小手术，30m^{2}的空间面积即可。手术间净高不宜低于2.7m，有设备层时，层内设备、管道的安装与操作空间不应影响人员活动、操作和通行，梁下净高不宜低于2.2m，手术间净宽不宜小于1.4m。

二、日间手术室内部布局和设施

手术室的布局类型比较多，如单通道、双通道及多通道等形式，应用较多的是双通道型，内部流程、布局可依据2014版《医院洁净手术部建筑技术规范》。手术室组成包括卫生通过区（换鞋处、更衣室、淋浴间等），手术区（无菌手术间、层流净化手术间等），手术辅助区（洗手区、麻醉准备室、手术耗材室、外用药室、标本室、仪器室、复苏室等），消毒敷料区（消毒室、器械室、敷料室等），办公生活区（医护办公室、示教室、用餐区等）和非手术区（患者家属等候区、家属谈话室）；应严格划分限制区、半限制区和非限制区，不同区域之间采取有效的隔离措施，并建立相应制度，限制人流、物流的相互干扰和影响；并拥有完全隔离的工作人员出入、患者出入、辅料器械循环供应3条路线。

手术间需配备吊式无影灯、电动手术床、麻醉机、监护仪、高频电刀、X线观片灯、器械桌、托盘、操作台、升降圆凳、脚踏凳、分类垃圾桶等必需的基本设施和开展各专科手术必须配备的仪器设备。手术间可配置能独立播放的音响系统，营造轻松的工作环境。有条件的医院要安装计算机系统，实现手术室的信息化管理，并配置现代电子办公设备，每个手术间内至少配2台移动式电子工作站，供麻醉科和手术室护士使用。有教学任务的医院考虑设置电视教学装置。

日间手术室应配备患者转运工具，手推轮椅车和转运床数量宜各占50%，接患者入手术室及运送清醒的患者可用手推轮椅车，以加快患者的转运速度。国外有部分医院直接使用手术推床转运患者，其结合了转运床的便利和手术床的所有特性，可以向两边倾斜，也可以升高和降低，并装有固定板等附件，方便被放射线通透，而且牢固耐用；患者可以直接躺在上面接受麻醉、手术直到术后康复，减少了手术室工作人员对患者的搬动，而且节省时间，值得借鉴。

第二节　日间手术室的人员管理

日间手术室管理的核心是人员的管理，只有合理建立日间手术室的组织结构，明确日间手术室护士的职责和要求，注重不同层次护士的培养，才有利于日间手术室的长远发展。护理业务技术管理是护理管理工作的重要组成部分，基础教学与专科培养相结合，以促进日间手术室护理人员向高度专业化方向发展。另外，日间手术室的人员管理不可忽视工勤人员的管理，以确保护理质量与手术安全。

一、护理人力资源的管理

日间手术室护士应具备的素质和能力要求包括：①具备良好的医德和奉献精神，热爱护理事业，对患者有高度的责任感和同情心，有崇高的慎独精神；②有良好的身体素质和较强的心理调节能力，保持身心健康；③有较强的学习能力，具备较完整的知识结构、过硬的操作技能，能全面并熟练地配合各个专科的手术；④有良好的沟通能力和协作精神；⑤有较强的应变能力，能处理手术突发事件；⑥具有教学及科研能力，善于发现问题，提升工作质量。

日间手术室的护理人员应当相对固定，可安排部分高年资护士专职日间手术室工作，不宜频繁调动护理人员。人员数量应根据手术间的数量、手术类型、手术室开放时间等配备，手术间数量与护理人员的比例可参照1∶（2～2.5），在日间手术的发展过程中，医院应不断评估护理人力资源情况并做调整。护士的结构比例应合理，主管护师、护师和护士的比例为1∶3∶6。另外，日间手术室需聘任客服人员1～2名（没有条件的医院也可安排护士），负责手术信息的调整和发布、电话联系、手术统计及各类报表、手术费用核查等工作。护理人员排班采取弹性工作制，根据手术室的开放时间合理安排不同班次，一般分早班、晚班和中班3种。需要注意的是，为应对日间手术患者在夜间可能发生的紧急手术情况，建议护理人员的排班采取在医院备班制，或依托综合手术室的护理人力资源，以确保患者安全。

日间手术室应根据开展的手术专科培养相应的专科护士，以保证护理质量。我院设有泌尿科、眼科、普外科等专科护士岗位。泌尿科专科护士岗位职责如下。

1. 在护士长的领导下，承担专科组的临床护理管理。

2. 负责实施组内手术、人员、物品的协调，确保每台手术顺利进行。

3. 作为手术室质量管理小组成员，协助科室做好手术室质量控制工作。

4. 制定本专科手术的配合手册，并定期更新，不断完善。

5. 担任本专科重大、特殊手术配合以及重要学术、手术演示工作。

6. 掌握本专科的新业务、新技术，并负责低年资护士的培训。

7.负责专科教学管理工作，包括修订计划，完成各类人员的培训及考核。

8.负责专科仪器设备及耗材的管理工作，包括申购、使用、维保及试用等，完成各类报表，并积极与科主任沟通，做好更新换代，促进专科发展。

9.加强与科主任及医师的沟通，积极参加并带领低年资护士参加专科学术活动，了解手术科室发展动态和前沿。

二、护理人员的教学管理

日间手术室受到专科手术类型的限制，无法在本科室完成护士综合业务能力的培训，故日间手术室的护士只能相对固定，且需制订长期的培养计划，以确保护士个人的发展。日间手术室也要针对本科室的工作特点，完善教学管理构架，制订带教方案，严把师资力量关，加强教学质量控制；拟订培训计划，如每日的晨间提问、每周的操作演示、每月的专科业务学习、每季度的理论与操作考核等。为确保培训的质量与效果，培训时间放在晨间较为合适，即安排护士提前上班，根据培训内容确定时间，一般在7：00～8：00。培训形式，除了集体授课，可以使用线上教学等灵活多样的新型教学方式。护士的教学更应注重业务能力培养，日间手术的开展涉及各个专科，专科化的定人配合是护理人员安排的原则；各个专科都应设有带教老师，工作年限在10年以上，经培训考核后使用，专职配合该专科手术及带教。根据各专科手术的特点及个人的工作能力，低年资护士相对固定专科，按一专多能培养。开展的新技术新业务，可先邀请专科主任授课，详细讲解手术的目的、解剖及具体的手术步骤和配合要求；请专业技术人员对护士进行设备及器械方面的培训；安排专科护士在手术配合的理论及操作方面对全科护士进行培训。专科护士定期整理及完善手术护理配合资料，要求图文并茂并打印成册，电子版储存在手术间的工作站，方便护士学习。

三、工勤人员的管理

工勤人员是日间手术室内一个重要的特殊群体，主要负责患者接送、保洁、标本送检、物资领运等工作，与手术室的服务质量和医疗安全密切相关。日间手术室的工勤人员人力配备不得低于普通手术室，为确保日间手术的高效运行，应适当放宽人力，手术间与工勤人员的比例至少为1∶2。大多数医院的工勤人员都是使用外包服务，手术室工勤人员由公司和医院共同管理，各家医院应根据自身的人力情况特点设置工勤人员岗位，如工勤人员组长、门口接待员及运送、保洁、麻醉准备室、复苏室、外勤、生活员等岗位。需建立一整套日间手术室工勤人员的岗位职责、工作流程、规范作业标准、培训考核制度、奖惩制度、新进工勤人员带教培训制度、考勤制度等制度和流程。日间手术室的保洁按区域划分，采取包干责任制，并在包干区公示责任人。规范培训是工勤人员管理的重点内容，包括：①需制订试岗人员培训计划，按计划培训与考核，合格者录用；②根据岗位职责进行岗位培训，安排专职工勤带教，考核合格后才能独立上岗；③制订在岗工勤人员月培训计划，按计划执行；④每季度按岗位进行1次理论和操作考试；⑤每月进行1次工作质量分析会，对存在的问题制定整改措施，加强培训和考核；⑥可培训专职器械工勤人员，负责处理术后器械及运送，节约护理人力的支出。

第三节　日间手术室的手术排程管理

日间手术室的运行涉及科室、人员、设备等诸多因素，加强各科室之间的沟通及时间管理，是提高手术间利用率和手术室工作效率的重要保证。合理的手术室工作流程可以提高手术室工作效率，避免护理安全隐患。

一、日间手术排程管理

手术排程是日间手术流程中的一个重要环节，日间手术的有序开展与手术排程管理直接相关，科学合理的手术排程可以减少手术科室人力、物力资源的浪费，可以提升手术科室的工作效率，提高手术医护人员的满意度。

1. 手术排程相关制度

（1）明确规定各专科手术日，由日间手术室负责安排相应的手术间和台次。

（2）每个手术科室都应安排专职医师总负责日间手术的协调工作。

（3）手术医师在提交日间手术申请时，必须注明手术日、手术室、手术时间、术前诊断、拟施手术名称、左右侧别、是否为感染伤口（感染菌种）、特殊要求（如单孔胆囊腹腔镜）、主刀医师、麻醉方式、联系方式等相关手术信息。

（4）日间手术申请时间截止于手术前一个工作日的11：00。

（5）手术排程后原则上不予增加手术，一般按手术台次进行手术，但可根据手术间使用情况临时调整。

（6）手术申请更改与撤销。日间管理中心若未提交手术申请，则由日间管理中心更改与撤销手术；若已提交成功，则由手术室更改与撤销手术申请，并录入撤销手术的原因，纳入手术科室的日间手术考核指标。

2.**手术排程方式**　主要采用信息化手术排程方式。手术排程管理软件由医院信息科和软件开发公司共同研制，与麻醉系统为同一系统，主要功能有：①从HIS系统导入手术申请；②根据手术间、手术类型、手术医师、科室代码等自动排序；③自动生成并导出手术排程表；④打印手术排程表；⑤将手术排程表自动发送至日间管理中心和麻醉排程系统，并在手术室的显示大屏幕滚动显示当日的手术排程；⑥通过各手术间的局域网络功能，在家属等候区的显示大屏幕动态显示手术的状态（患者入室、麻醉开始、手术开始、麻醉结束、手术结束、入复苏室、患者出室）；⑦统计功能（包括手术量、护理人员绩效工作量等）。

3.**手术排程流程**　日间手术排程流程：手术医师提交日间手术预约申请→日间管理中心确认手术，并于手术前一个工作日的11：00前提交电子手术申请→日间手术室综合排程→系统自动发送排程至日间管理中心→日间管理中心联系医师和患者。

日间手术室的手术排程主要由专职文员完成，护士长负责进行整体调整和确认。日间手术室需备有详尽的手术医师联系手册，确定手术台次前，要求和医师电话确定手术的台次和时间，便于手术当日房间的整体协调。日间手术排程原则上一般优先安排高龄或有特殊病情的患者；先安排需要麻醉的手术；集中安排局麻手术、主刀医师有时间需求的手术、需做冰冻切片的手术、需要洗手护士的手术，各方面综合考虑，统筹兼顾。

二、日间手术首台开台时间管理

影响首台日间手术开台的因素主要为患者未入院、医嘱未开和停止手术更换患者。日间手术的对象是某些特定的轻症疾病患者，故会因为天气或患者主观原因导致患者晚入院现象；医嘱未开是因为医师查房、交班、处理病房事务等未到达日间病房；患者未按要求禁食禁饮、停用药物及女性患者来月经等是停止手术更换患者的主要原因。为确保首台日间手术准时开台，建议医院设有专用日间患者收费窗口，执行分时间段办理入院，保证错峰工作；管理中心需在手术前一天电话联系患者，确认手术并做好宣教工作；病房为首台手术患者开放绿色通道，各项工作可优先，提前做好术前准备；手术室提前联系病房，了解患者的术前准备情况，并且电话通知主刀医师，可根据情况适当调整手术台次，以避免出现等候患者及医师的情况；手术室需协助医务部加强对首台日间手术开台时间的督查和奖惩。

三、日间手术接台时间管理

影响日间手术接台效率的因素主要为手术医师业务技术熟练程度不一，相同手术不同医师的手术时间不同；等待手术医师，由于手术医师忙于病区事务、在其他手术室内手术、会议等，无法按时手术；术前准备未完成或转运问题，等待患者入室；复苏室没有足够周转的床位，手术后患者不能进入复苏室；周转器械困难，等待器械等。日间手术需强调日间手术医师资质的核查，医务部要有手术考评机制；加强对医师个人原因导致延迟接台时间的督查和奖惩；日间手术室需加强与日间病房的沟通，了解患者的术前准备情况，如有必要调整手术台次；设置2部手术室专用电梯，专人操作；基建时需考虑复苏室的床位周转及人力资源配置，保证有效运转；手术室需增加特殊器械配备，如关节镜器械、输尿管镜等，缩短周转时间。另外，手术室需设有专科护士，确保手术配合质量；设手术房间专职护士，手术房间按专科安排手术，设备及各类一次性耗材根据专科需求配备；及时做好手术物资的供给，强调接患者前，手术房间所有的手术物资必须到位，避免等待物资；提高运送及连台保洁的工作质量和效率。充分利用医院信息系统，如从"手术麻醉信息系统"实时获取每个手术操作步骤的开始时间，为医务部门及时进行手术延迟原因分析奠定客观基础，有针对性地督促相关科室及时整改，可取得较好的管控效果。

第四节　日间手术室的安全管理

日间手术中患者会面临各种风险因素，尤其是麻醉后，很多隐匿性疾病都会显现出来，引发术中很多不确定因素，而此时护理行为的偏差会直接影响手术患者的生命安危。

一、日间手术室常见安全问题及防范

在2017年美国手术室护理协会发布的围手术期护理实践标准中，重点强调了"正确手术部位核对方案、转运安全、药物治疗不当、物品遗留、控制感染、疼痛的管理、术中体温的控制、电解质平衡"等方面的安全问题。日间手术室的工作具有节奏快、手术时间短、手术量多、人员流动性大、劳动强度大、工作持续时间长等特点，因此，日间手术室常见安全问题为错误手术患者、手术部位及术式问题，以及手

术仪器设备安全、手术病理标本安全等问题。

1. 错误手术患者、手术部位及术式

（1）错误手术患者、手术部位及术式的原因：由于日间手术患者均是当日入院、当日手术，医患及护患之间交流的时间缺乏。并且日间手术患者多、手术时间短、周转快，手术室护士无法进行术前访视。

（2）安全防范措施

1）手术交接：①制定运送患者制度，规范各个环节的交接，杜绝隐患的发生。手术前，日间手术室巡回护士与日间病房护士电话联系，核对准备入手术室手术患者的姓名、床号、术前准备是否完成。手术室工勤人员抵达病房后，出示"接手术患者通知单"和"手术间号牌"，与病房护士至手术患者床前，凭借病历、手术患者的身份识别腕带共同核对手术患者基本信息及带入手术室的用物，并检查患者全身皮肤和手术部位备皮等情况后，在"手术交接转运单"上签名。患者入手术室后，巡回护士根据转运交接单完成核对并签字。术后，手术室巡回护士检查患者全身皮肤情况及带回病房用物，正确填写转运交接单，与复苏室护士交接，局麻患者与病房护士交接并签字。②各个环节的交接人员，必须规范填写手术患者转运交接单，护士长加强巡视和督查。③特殊患者（如压疮）重点交接，提高护理人员的重视程度，降低隐患的发生。

2）制定手术安全核查制度：依据《中华人民共和国职业医师法》《医疗事故处理条例》《医疗机构管理条例》《护士条例》，制定手术安全核查制度。各级各类手术及其他有创操作均需按规定执行。

（3）实施手术安全核查制度：手术安全核查由手术室护士主持，三方共同执行并逐项填写《手术安全核查表》。①麻醉实施前，手术医师、麻醉医师和手术室护士三方按《手术安全核查表》依次核对患者身份（姓名、性别、年龄、住院号）、手术方式、知情同意情况、手术部位与标识、麻醉安全检查、皮肤是否完整、术野皮肤准备、静脉通道建立情况、患者过敏史、抗菌药物皮试结果、术前备皮情况、假体、体内植入物、影像学资料等内容。②手术开始前，三方共同核查患者身份（姓名、性别、年龄）、手术方式、手术部位与标识，并确认风险预警。手术医师陈述预计手术时间、预计失血量、手术关注点及其他情况。麻醉医师陈述麻醉关注点及其他情况。手术室护士陈述手术物品准备情况，向手术医师和麻醉医师报告。手术物品准备情况的核查由手术室护士执行并向手术医师和麻醉医师报告，核对后三方签名。③患者离开手术室前，三方共同核查患者身份（姓名、性别、年龄）、实际手术方式及术中用药、输血，并清点手术用物、确认手术标本、检查皮肤完整性、动静脉通路、引流管，以及确认患者去向等内容，核对后三方签名。④手术安全核查必须按照上述步骤依次进行，每一项核查无误后方可进行下一步操作，不得提前填写表格。

2.手术仪器设备安全

（1）影响手术仪器设备安全的原因：医疗仪器设备为现代医疗的重要组成部分，被临床广泛应用于各种疾病的诊断、治疗、保健和护理。用于医疗活动中的医疗仪器设备包括保温箱、除颤仪、心电监护仪、电刀工作站、呼吸机、输液泵、多普勒彩色超声仪等，但由于受到技术准入资格不严格、工作人员安全意识差等因素的影响，导致护理人员使用医疗仪器设备中存在较多的护理安全隐患。另外，也存在医护人员为了工作便利进行违规操作现象，导致医疗仪器设备不能正常发挥功能。

（2）安全防范措施

1）完善医疗仪器设备操作流程：由专业技术人员为每一件医疗仪器设备制订操作流程和注意事项卡片，并悬挂于仪器设备上，便于手术医师和护理人员查看。

2）医疗仪器设备评估：使用医疗仪器设备前，使用者必须对仪器设备性能进行评估，对相关参数进行调整；仪器设备使用完毕后，及时将其整理归位，并记录使用情况。

3）相关技能培训：不断加强护理人员的职业技能培训，提高护理人员的安全隐患防范意识。提高医疗单位医疗仪器设备管理工作的质量，医院相关管理工作人员应定期组织医疗仪器设备管理中心人员进行职业技能培训。

4）医疗仪器设备管理制度：①由专业人员进行维护，确保医疗仪器设备始终保持良好的备用状态，建立贵重、应急医疗仪器设备管理档案和维修、维护记录本。②不断完善医疗仪器设备配置，严格执行报废更新制度。在确保临床相关检测数据准确性的前提下，使用单位可以尽其所能延长医疗仪器设备的使用寿命。③对于严重磨损、老化的医疗仪器设备，上报相关部门，及时将其淘汰，以消除护理安全隐患。

3.手术病理标本安全

（1）影响手术病理标本安全的原因：手术病理标本是确定疾病性质及对患者实施下一步有针对性治疗措施的依据，在疾病诊断与治疗过程中具有十分重要的意义。日间手术室的工作具有短、频、快等特点，因此，日间手术患者停留在手术室的时间短，其发生标本意外风险率较高。影响日间手术病理标本安全的常见问题：①标本名称混淆。同一手术中切取多个病理标本，未及时妥善保存，造成标本混淆。②标本遗失。由于医护之间、护护之间的有效交流不够等原因，造成了标本的丢失。③标本变质。固定标本防腐处理不当、固定液所需浓度不正确或固定液未加至标准量导致标本腐败。标本袋漏、标本袋未封口放在标本柜内、打翻导致固定液的量不足也会造成标本变质情况的发生。④标本资料填写不完整、不及时。病理标本申请单、标本登记本和标本袋标签经常存在填写不及时、不完整的现象。病理标本申请单忽略手术医师的核对签名。

（2）安全防范措施：手术病理标本具有无可替代性与无可重复性的特点，保存和送检每个环节都不能忽视。依据《上海市综合性医院管理评估标准》《手术室护理实践指南》2017版，制定手术室标本管理制度，使得手术室病理标本规范化、流程化。手术病理标本安全管理的原则为即刻核对、即刻记录、及时处理。

1）手术病理标本的正确管理：①术前根据拟定手术名称，准备适用的标本容器。②术中切下的标本，由洗手护士及时交接给巡回护士。③术中需要临时冰冻切片化验的标本，不可浸入10%甲醛（福尔马林）溶液中。巡回护士应及时通知专职运送人员将标本直接送至病理科，并在冰冻标本登记簿上正确填写病区、床号、姓名、住院号、标本名称，与已填全信息的病理申请单核对签名。如患者为血液传染者，需标明某病原体阳性。

2）正确填写信息，防止手术病理标本错误：①正确填写"标本标签"信息，包括姓名、病区、床号、住院号、标本名称。如标本名称分左、右侧，填写格式为：中文＋首字母缩写（左L或右R）；如患者为血液传染者，则标明某病原体阳性。②巡回护士先填写标本标签，再必须向洗手护士、主刀医师复述一遍填写的信息，无误后方能将标签贴在标本容器上。标本放入容器后，放置在手术间内固定位置。③手术结束后，手术医师负责填写病理申请单，并与巡回护士、洗手护士共同逐一核对病区、床号、姓名、住院号、标本名称和数量后双方签名确认，并在病理申请单左上角签上手术间号及巡回、洗手护士的姓名。标本确认无误后由两人共同放入标本专用柜内上锁。④标本放入专用柜内后，在标本登记册上规范填写患者姓名、病区、床号、住院号、标本名称及手术医师、洗手护士、巡回护士姓名。

3）标本送检流程规范，防止手术病理标本遗失：①每日定时送检标本，任何人不得将手术标本随意取走。②手术医师取用标本与家属谈话，必须及时交回巡回护士，并进行交接确认。③手术医师如将手术标本带离手术室，必须由主刀医师在标本登记本上签名确认，并写明去向。④手术中取下的组织用于科研研究等用途，必须征得主刀医师同意，并在"特殊组织签收本"上详细记录、签名。如为"课题研究"，事先应填写申请单，由医务部、科研部部长、病理科主任统一签名，手术室做好登记备案，每次进入手术室留取标本，在门口管理人员处做好进出记录。

二、日间手术室的应急预案

日间手术和普通择期手术一样存在诸多风险，突发和意外事件的发生不但会影响手术的进程，更可能危及患者的生命，为避免发生这些意外情况，术前要充分做好患者的评估，做好充足的物资准备，手术室护士也必须具备处理突发事件的能力。一旦发生意外情况，护士要沉着、冷静，积极配合抢救，挽救患者生命。为此，除了做好常规应急预案，日间手术室要做好日间手术患者计划外再次手术的应急预案。

1.如果计划外再次手术发生在日间手术室工作时间段内，由计划外再次手术患者所在科室的科主任与日间手术室护士长双方共同协商调整手术顺序及手术间；特殊紧急情况下，请示医务处协调处理，开启绿色通道。

2.如果计划外再次手术发生在非日间手术室工作时间段内（非日间手术室工作时间段定义为日间手术室已关闭的非开放时间段），通常情况下不安排在日间手术室，需转运到综合手术室实施手术；但在特殊情况下，考虑患者转运过程中存在风险，需要紧急开放日间手术室，必须符合各科主任与医务处商定的紧急手术情况方能启动应急预案和流程（图1-1）。

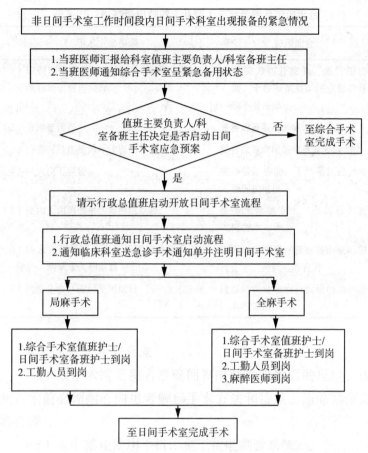

图1-1　非日间手术室工作时间段内启用的应急预案和流程

第2章

﹡﹡﹡﹡﹡﹡﹡﹡

泌尿系统解剖知识概要

第一节　肾脏及输尿管的解剖

一、肾脏

肾脏位于腹膜后间隙、腰部脊柱两侧，被Gerota筋膜和肾周脂肪囊包裹。肾脏后方为腰大肌和腰方肌，腰背筋膜包绕竖脊肌及腰方肌，分布于12肋下至髂嵴之间的区域，构成背部腹壁。

左肾上1/2和右肾上1/3与膈肌相邻，结肠右曲位于右肾的前下方，结肠左曲位于左肾的前外侧。左肾前外上方为脾。胰位于腹上区和左季肋区，横过第1、2腰椎前方，胰尾部与左肾相毗邻。十二指肠分上部、降部、水平部和升部4部分，右侧肾门邻近十二指肠降部。

肾脏动脉为一条总干，发自腹主动脉肠系膜上动脉下方。左肾动脉在左肾静脉后方进入肾门，右肾动脉在下腔静脉和肾静脉后方进入肾门。肾静脉汇入下腔静脉。其中左肾静脉较长，上方有左肾上腺静脉汇入，下方有生殖静脉汇入，后方有1～2支腰静脉汇入。右肾静脉较短，极少有肾外静脉汇入。

肾动脉一般由第2腰椎水平自腹主动脉发出。右肾动脉从腹主动脉发出，以斜向下方向穿过下腔静脉的后方进入肾门；偶有右肾动脉可从腔静脉前方横过。左肾动脉较短，从腹主动脉发出后，一般以水平或稍微向上的方向进入肾门。右肾静脉较短，在腔静脉右外侧汇入腔静脉，很少有其他属支；左肾静脉通常比右肾静脉长3倍，有3个属支，分别为肾上腺静脉、腰静脉及生殖静脉；左肾静脉横跨主动脉前方注入腔静脉。通常情况下，肾蒂的动静脉从上到下排列顺序为肾动脉、肾静脉、肾盂；从前到后为肾静脉、肾动脉、肾盂。

二、输尿管

输尿管连接肾脏和膀胱，大致起始于第1腰椎水平至髂后上棘，全长22～30cm，呈S形汇入膀胱。输尿管全长有3处狭窄，易发生输尿管狭窄和结石嵌顿，分别是肾盂输尿管连接处（UPJ）、输尿管跨髂血管处和输尿管壁间段。其中输尿管壁间段往往最为狭窄。泌尿科医师往往倾向于将输尿管分为上、中、下3段。骶髂关节以上为上段、跨骶髂关节段为中段、骶髂关节以下为下段。

右输尿管起始段前方是十二指肠降部，于下腔静脉的外侧下行，并和生殖血管斜向交叉；再下行后，与右侧回结肠血管交叉，最后于肠系膜末端和末端回肠后方进入盆腔。左输尿管起始段前方是空肠起始端，输尿管与生殖血管平行走行后交叉，并与左结肠血管交叉，于腰大肌前方进入盆腔。

在男性，输尿管走行于髂内动脉前方进入盆腔，随后向前内侧走行于闭孔血管和神经上方，与脐动脉和膀胱上动脉交叉；继而于坐骨棘平面转向内侧并和腹下神经分支伴行于真骨盆内下行，从输精管后方跨过输精管，在精囊的前下方，于膀胱侧韧带内行经至膀胱后外侧角后进入膀胱。

女性的输尿管毗邻与男性有所不同。双侧输尿管于子宫悬韧带内沿卵巢血管内侧走行，穿过阔韧带的基底部与起源于髂内动脉的子宫动脉交叉；随后经过宫颈的外侧转向前下行，于引导侧前方进入膀胱。输尿管与子宫动脉距离很近，故在妇科手术中极易损伤。

第二节　膀胱及前列腺的解剖

一、膀胱

膀胱充盈时容量约为500ml，呈卵圆形。空虚的膀胱呈四面体型，即顶面、两个下侧面及后侧面，顶面有尖部连接脐尿管，后侧面的最低点是膀胱颈。膀胱的顶面覆盖有腹膜。在前方，腹膜疏松地覆盖在膀胱的前壁，当膀胱充盈时，腹膜逐渐离开前壁。腹膜在男性膀胱的后面可达精囊水平，并与覆盖直肠的腹膜汇合，形成直肠膀胱陷凹。在女性，膀胱与直肠之间隔有子宫和阴道，覆盖膀胱顶部的腹膜在子宫表面反折形成膀胱子宫陷凹，腹膜向下从子宫的后面于直肠形成直肠子宫陷凹。

二、前列腺

前列腺可分为底、体、尖3部。底部指上端宽大的部分，紧邻膀胱颈，宽度3.5～4.0cm；尖部指下段尖细的部分，与尿生殖膈相连；体部则指前列腺底部与尖部之间的部分。

前列腺位于膀胱与尿生殖膈之间，底部与膀胱颈、精囊和输精管壶腹部相邻，前方为耻骨联合，后方为直肠。尿道从前列腺中央穿行而过，前列腺包绕于尿道周围；精囊则左右成对，位于前列腺后上方。

第三节　尿道的解剖

男性尿道可以分为前列腺部、膜部、阴茎部（或称海绵体部）。前列腺部被前列腺组织包绕，从膀胱颈到尿生殖膈上筋膜，为3～4cm；膜部为穿过尿生殖膈的部分，长约1.2cm。前列腺部及膜部，通常并称为后尿道。前尿道由内向外依次包括球部、海绵体部、舟状窝和尿道外口。尿道有3处狭窄，即内口、膜部和外口；3处膨大，即前列腺部、球部、舟状窝；2个弯曲，即位于尿道膜部的耻骨下弯和位于耻骨前部的耻骨前弯。

女性尿道长3.5～5cm，分为上、中、下3段。上段尿道环状平滑肌与膀胱颈口平滑肌相连，形成尿道括约肌，对尿控起重要作用；中段尿道平滑肌层外有少量环形随意肌，起到部分尿道外括约肌的作用；下段尿道无肌肉，仅由纤维组织包裹。

第3章

* * * * * * * *

泌尿科日间手术的体位管理

第一节　常用体位垫

常用体位垫包括凝胶体位垫及海绵体位垫（图3-1）。

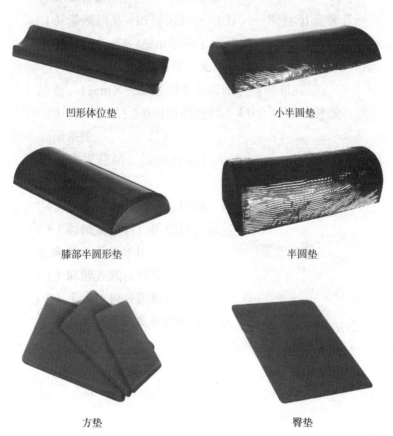

凹形体位垫

小半圆垫

膝部半圆形垫

半圆垫

方垫

臀垫

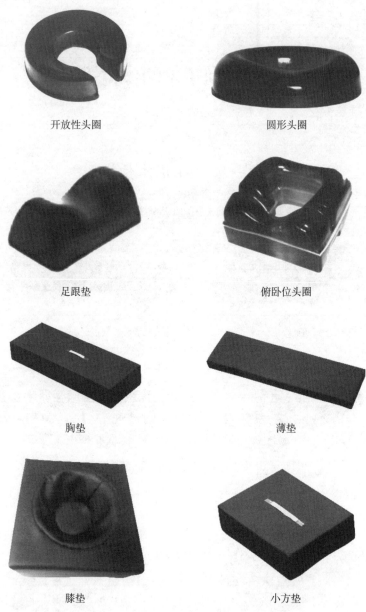

开放性头圈

圆形头圈

足跟垫

俯卧位头圈

胸垫

薄垫

膝垫

小方垫

图3-1　常用体位垫

第二节　仰卧位的管理

仰卧位是将患者头部放置在枕头上，双臂自然伸展，双腿自然伸直的一种体位。根据手术部位或手术方式可在标准仰卧位做适当调整，如头（颈）后仰卧位、头高足低仰卧位、头低足高仰卧位、人字分腿仰卧位等。适用于泌尿科阴茎、阴囊及内容物等手术。

- -

一、用物准备

圆形头圈、凹形体位垫2个、臀垫、膝部半圆形垫、足跟垫2个、搁手板。

- -

二、摆放方法

1.患者平躺于手术床上，头部放置圆形头圈，高度适宜。头和颈椎处于水平中立位。

2.双上肢外展置于搁手板上，外展小于90°，掌心朝上，肘下放置凹形体位垫，远端高于近端。

3.臀部放置臀垫。

4.膝关节下放置膝部半圆形垫，踝部放置足跟垫。

5.距膝关节上5cm处用约束带固定，松紧适宜。

6.仰卧位体位见整体图（图3-2）和细节图（图3-3）。

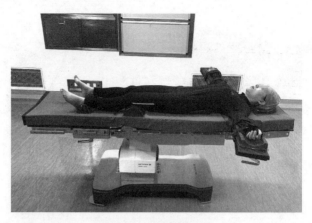

图 3-2　仰卧位整体图

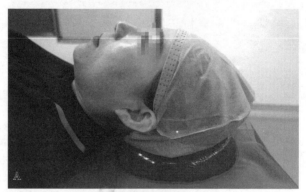

仰卧位头部保护

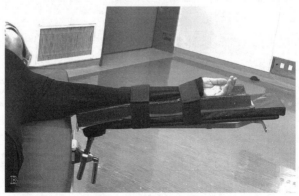

仰卧位手臂外展的角度及保护

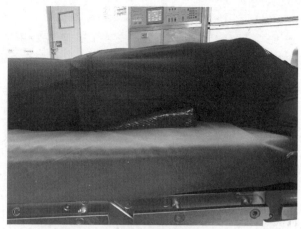

仰卧位腰部保护

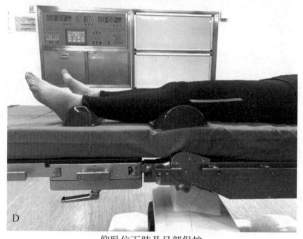

仰卧位下肢及足部保护

图3-3　仰卧位细节图

三、注意事项

1.上肢固定不宜过紧，以预防骨筋膜室综合征。

2.头和颈椎保持中立水平位，防止颈部过度扭曲，牵拉臂丛神经引起损伤。

3.将头背板抬高15°，手术床整体头低足高10°，脚板降低20°～25°，头背板再抬高10°；颈部根据需要垫体位垫，避免颈部悬空。曲线型仰卧位能有效降低主要受压部位的局部压力，增加患者舒适度。

4.调节合适室温，防止组织因体温升高而引起高代谢，进而增加压力性损伤的发生。

5.妊娠晚期孕妇在仰卧位时需要适当左侧卧位，以预防仰卧位低血压综合征的发生。

6.将大腿抬高10°，并且背部抬高0°时人体压力分布比较合理，而且全身的最大压力最小，是较为理想的仰卧位姿势。

第三节　膀胱截石位的管理

膀胱截石位是患者仰卧，双腿放置于腿架上，臀部移至床尾，最大限度地显露会阴部。多用于泌尿科前列腺剜除、膀胱肿瘤电切、结石激光碎石等手术。

- -

一、用物准备

圆形头圈、臀垫、凹形体位垫2个、方垫2个、截石位腿架及夹头。

- -

二、摆放方法

1.患者取仰卧位，手臂外展，放置在搁手板上，垫凹形果冻体位垫，用约束带固定，外展小于90°，远端略高于近端。

2.患者臀部移至床尾，在近髋关节水平面放置截石位腿架，根据患者大腿长度取合适高度，将双下肢放置于截石位腿架上并垫方垫；身体与大腿轴线成90°，双下肢外展＜90°；遵循患者足尖、膝关节、对侧的肩在一条直线上的原则。

3.放下手术床腿板，臀部下方垫臀垫。

4.膀胱截石位体位见整体图（图3-4）和细节图（图3-5）。

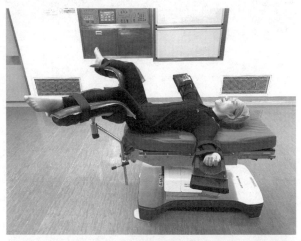

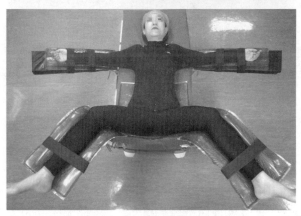

图3-4 膀胱截石位整体图

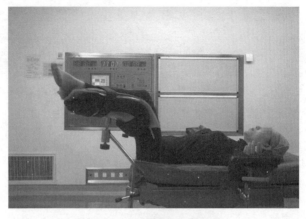

图3-5 膀胱截石位细节图

三、注意事项

1.双上肢外展时避免臂丛神经损伤，双腿外展时避免外旋。

2.适当抬高臀部，预防软组织损伤。

3.截石位架的支撑面应为小腿肌肉丰富处，垫方垫，腘窝处悬空，避免血管、神经的损伤。

4.手术复位时，采用单腿慢放可以避免患者因体位突然变化引起的低血压。

5.在全麻前先摆放体位，患者意识清醒，能完全配合，若感到不适可及时调整，使其术后下肢疼痛、麻木发生率显著降低。

第四节 侧卧位的管理

侧卧位是将患者向健侧侧卧90°，头部侧向健侧方向，患侧在上，并保持头与身体在同一轴线上，双臂自然向前伸展，下肢向前屈曲或伸直，身体两侧给予支撑的一种手术体位。多用于泌尿科开放性肾切除、肾盂肿瘤切除、腹腔镜肾囊肿去顶等手术。

一、用物准备

开放式头圈、凹形体位垫、胸垫2个、半圆形体位垫、小方垫2个、薄垫、90°侧卧位架及夹头、90°侧卧托手架、搁手板、头架、托盘、约束带。

二、摆放方法

1. 患者全麻后，对准腰桥，取90°健侧卧位，头下置开放式头圈，高度平下侧肩高，使颈椎处于水平位。

2. 术侧上肢屈曲置于90°侧卧托手架上，远端关节稍低于近端关节；下侧上肢外展于搁手板上，远端关节高于近端关节，肘下垫凹形体位垫，双臂呈抱球状。

3. 距腋下10cm处垫胸垫，第12肋缘下垫半圆形体位垫，耻骨联合及尾骶部垫小方垫并用90°侧卧位架固定。

4. 患者双下肢之间放置薄垫，下侧下肢屈髋、屈膝60°，上侧下肢伸直，踝关节处垫胸垫，约束带固定。

5. 调整手术床为头高足低位，降低背板，使肋弓、切口区域、髂嵴基本处于同一平面。

6. 头架固定在主刀医师的对侧，将托盘放在手术床尾部。

7. 侧卧位体位见整体图（图3-6）和细节图（图3-7）。

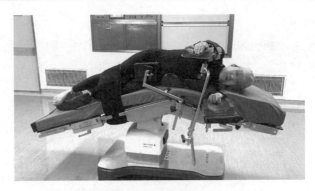

图3-6 侧卧位整体图

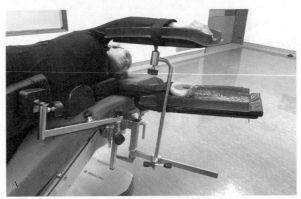

侧卧位上半身的固定及保护

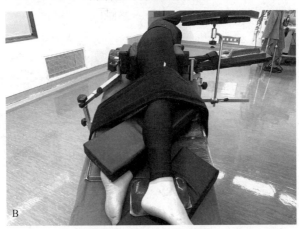

侧卧位下半身的固定及保护

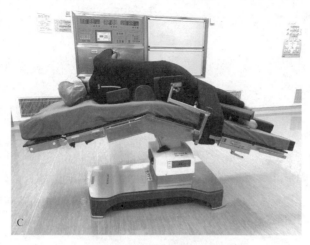

图3-7 侧卧位背面细节图

三、注意事项

1.翻身过程中，不牵拉、拖拽身体，双下肢和上肢尽量保持功能位，以免受到挤压造成神经和血管损伤。

2.患者侧卧后，将其下侧肩部略向外拉，使肩部受力点位于肩背部，可使胸廓舒展，解除肩部及腋窝压力。

3.开放性头圈放置时，防止下侧耳廓及颜面部受到挤压，妥善固定气管导管。

4.双臂呈抱球状，可降低臂丛神经过度牵拉及外展造成的不适，提高了患者和医务人员的满意度。

5.在使用90°侧卧位固定支架时，要特别注意避免男性外生殖器压伤。

6.肾脏手术患者升桥侧卧位适宜的腰桥角度为121°～140°，在充分显露术野方便医师操作的同时，可提高手术患者的安全性和舒适性。

7.重点关注主要受力点健侧腰桥处皮肤的护理，可在该处涂凡士林，再贴安普贴凝胶敷料，增加局部皮肤的屏障功能和抗压能力。

8.保持床单平整、干燥，各路导管通常，并加强术中巡视。

第五节　俯卧位的管理

俯卧位是患者俯卧于床面，面部朝下，背部朝上，保证胸腹部最大范围不受压，双下肢自然屈曲，双上肢自然上举的手术体位。多用于泌尿科经皮肾镜造瘘、经皮肾镜取石等手术。

一、用物准备

俯卧位头圈、凹形体位垫2个、胸垫、小方垫2个、半圆形体位垫2个、搁手板、约束带。

二、摆放方法

1.患者完成全身麻醉后，医护人员共同配合，将患者沿身体轴线翻身，完成俯卧位。

2.头部安置俯卧位头圈，胸部放置胸垫，手臂遵循肩关节生理旋转方向，从体侧向头部上方旋转并安置于搁手板上，手肘下垫凹形体位垫，肘关节低于肩关节。

3.腰部放置半圆形体位垫，两侧髋关节垫小方垫，膝关节垫膝垫，踝关节放置半圆形体位垫，约束带约束膝关节上2cm，松紧适宜。

4.俯卧位体位见整体图（图3-8）和细节图（图3-9）。

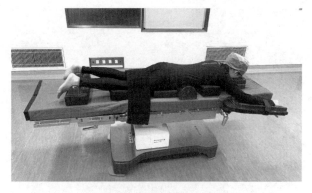

图3-8　俯卧位整体图

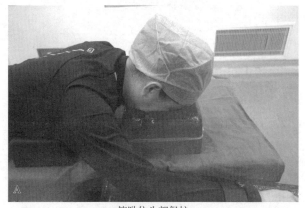

俯卧位头部保护

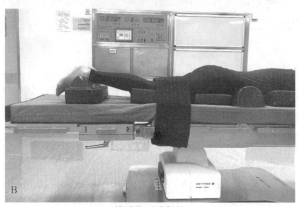

俯卧位下肢保护

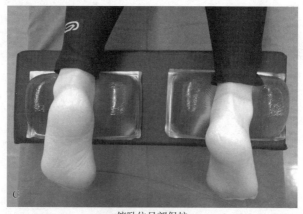

俯卧位足部保护

图3-9　俯卧位细节图

三、注意事项

1.注意俯卧位头圈与身体的高度，维持颈椎正常生理弯曲。

2.保证眼睑闭合，避免眼球、眼眶受压。可将床头抬高15°～30°，减轻颜面部肿胀。

3.检查气管内插管的位置，保持管道通畅。可在口鼻腔下方放置棉垫或吸水纸巾，并及时更换。口鼻腔分泌物较多时及时予以吸引，避免分泌物浸渍皮肤。

4.摆放上肢时，肩外展90°，垫凹形体位垫，远端关节低于近端关节，约束松紧度适宜，以防止臂丛神经损伤。

5.检查身体各部位及各重要器官，调整男性患者阴囊部位和女性患者乳房，避免受压。

6.踝部垫半圆形体位垫，呈微屈膝，足尖不碰到床为宜，以防术后足下垂。

7.妥善固定各类管道，粘贴电极片时应避开俯卧位时的受压部位。

第六节 斜仰截石位的管理

斜仰截石位是将患者肩背部给予支撑成45°斜仰卧位，双臂自然往前伸展，固定后使下半身处于改良截石位的一种手术体位。多用于泌尿科复杂性肾结石、肾结石合并肾盂输尿管狭窄等手术。

一、用物准备

开放式头圈、凹形体位垫、胸垫、半圆形体位垫、小半圆形体位垫、方垫2个、小方垫、90°搁手架、截石位腿架、90°侧卧位架及夹头。

二、摆放方法

1.麻醉完全后，使患者患侧靠近床侧缘、臀部靠近床基下缘，搬动身体向健侧侧卧，头部跟随侧转。

2.头部放置开放性头圈，胸部放置胸枕，腰部放置半圆形体位垫，臀部放置小半圆形体位垫。

3.在患者肩背部用90°侧卧位架固定，放置小方垫，使患者成45°斜仰卧位，双臂分别安置于事先固定的搁手板及90°搁手架上，肘下放置凹形体位垫，调节至合适高度。

4.床两侧截石位腿架根据患者大腿长度和身体轴线变化调整，将患侧截石位腿架调至向前伸、向内旋、高度适中的位置，患侧下肢尽量伸直、内收；健侧截石位腿架则调至为向外展并屈髋屈膝的位置，健侧下肢屈髋屈膝100°。将双下肢小腿放置到腿架上并垫方垫，使双腿呈一低一高、夹角为45°～60°的改良截石位，显露腋后线与肩胛下角线，妥善固定，卸下腿板。

5.斜仰截石位体位见整体图（图3-10）、背面图（图3-11）和细节图（图3-12）。

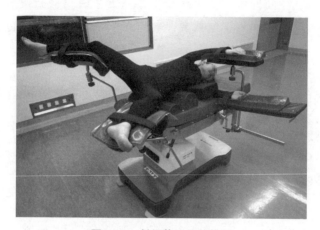

图3-10　斜仰截石位整体图

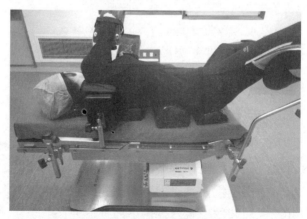

图3-11　斜仰截石位背面图

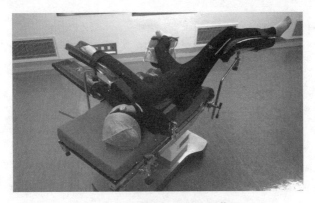

图3-12 斜仰截石位背面细节图

三、注意事项

1.患者头部、肩部、臀部及下肢需同时翻身，保持身体在同一轴线，不可过度扭曲。

2.固定患者上半身时，避免患者躯干突然前倾或后倒，防止扭伤腰部。

3.由于手术的需要，患侧下肢要向前伸并内旋，健侧下肢要屈髋屈膝并外展，所以放置小腿的腿架高度要适中，摆放动作要缓慢、轻柔，安置后检查患者双大腿肌肉有无紧绷。

4.保持床单平整、干燥，固定躯干的侧卧位架应牢固、紧密，避免留有空隙，以免躯干移动形成剪切力。

5.固定小腿松紧适宜，腘窝处勿受压，术中需提醒术者勿压迫患者小腿或膝盖。

6.在不影响手术的情况下，适当轻轻按摩双下肢，促进血液循环，预防血栓的形成。

7.术毕，摆平患者时应先放平一条腿，间隔3～5分钟后再缓慢放平另一条腿，同时观察患者血压、心率的变化，避免血容量不足引起直立性低血压。

第4章

泌尿科日间手术的器械管理

第一节　常用专科器械

泌尿科常用专科器械包括膀胱镜类、输尿管镜类、肾镜类、器械包类、抓钳及其他。

─────────────────────────

一、膀胱镜类

1.硬镜（图4-1）

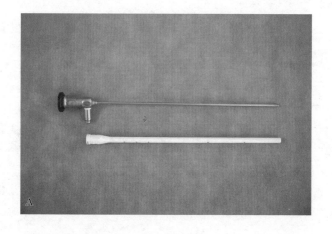

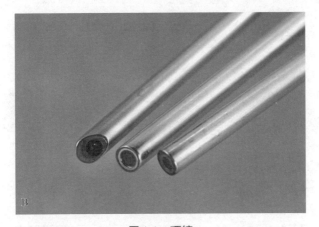

图4-1 硬镜

A.整体图；B.从左至右依次为70°、30°、5°膀胱镜

2.软镜（图4-2）

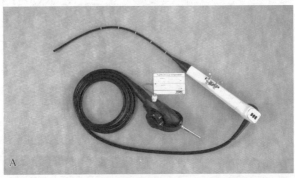

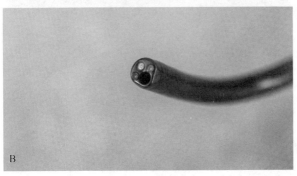

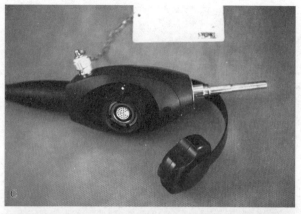

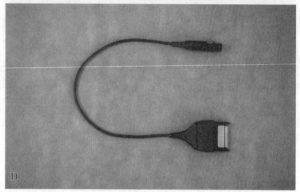

图4-2 软镜

A.电子膀胱软镜整体图；B.物镜端；C.镜身后端；D.专用连接线

二、输尿管镜类

1.硬镜（图4-3）

2.软镜（图4-4，图4-5）

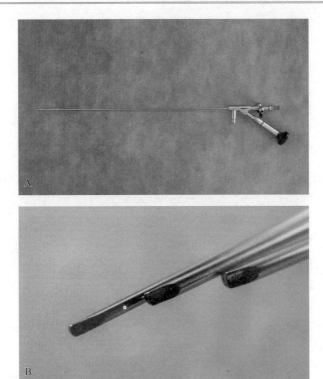

图 4-3 硬镜

A. 整体图；B. 从左至右依次为 4.5/6.5F 5°超细镜、6.0/7.5F 5°细镜、8.0/9.8F 12°粗镜

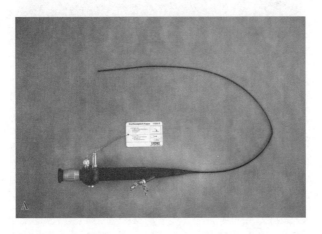

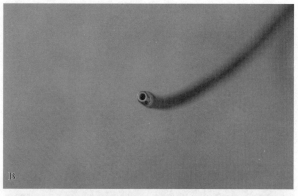

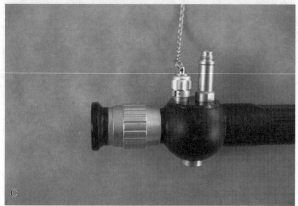

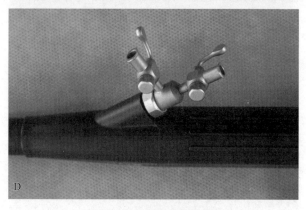

图4-4 纤维输尿管软镜

A.整体图; B.物镜端; C.目镜端; D.器械通道

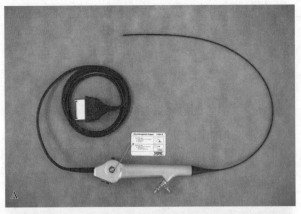

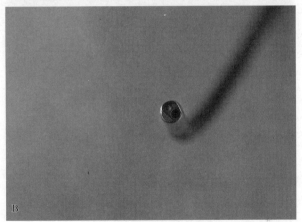

图4-5 电子输尿管软镜

A.整体图；B.物镜端

三、肾镜类

肾镜类见图4-6。

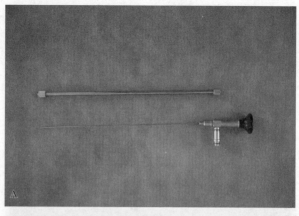

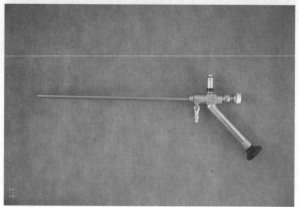

图4-6　肾镜

A.超细经皮肾镜；B.经皮肾镜

四、器械包类

器械包类见图4-7至图4-10。

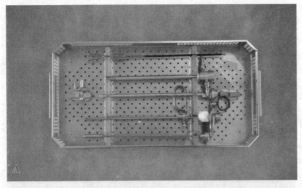

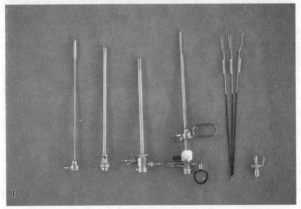

图4-7 电切镜器械包及器械

A.电切镜器械包；B.从左至右依次为标准鞘芯、内鞘、外鞘、工作手件、电切环、镜鞘配件

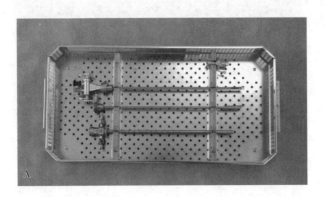

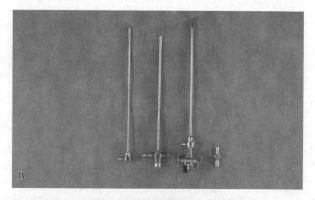

图4-8　膀胱镜器械包及器械

A.膀胱镜器械包；B.从左至右依次为标准鞘芯、外鞘、镜桥、镜鞘配件

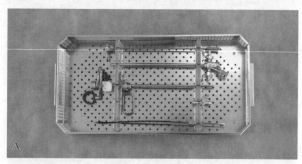

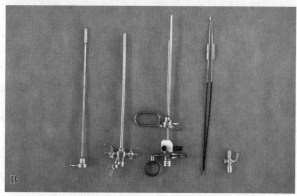

图4-9　内切开器械包及器械

A.内切开器械包；B.从左至右依次为标准鞘芯、外鞘、工作手件、冷刀环、镜鞘配件

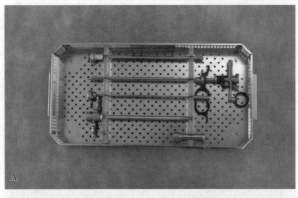

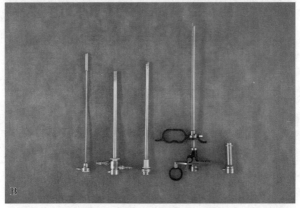

图4-10 电切镜器械包及器械

A.HOLEP电切镜器械包；B.从左至右依次为标准鞘芯、外鞘、内鞘、工作手件、转接配件

- -

五、抓钳

抓钳见图4-11。

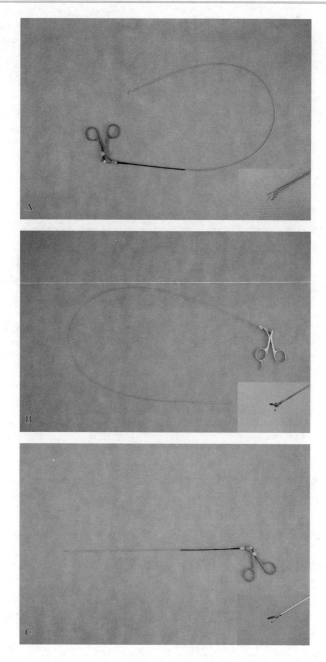

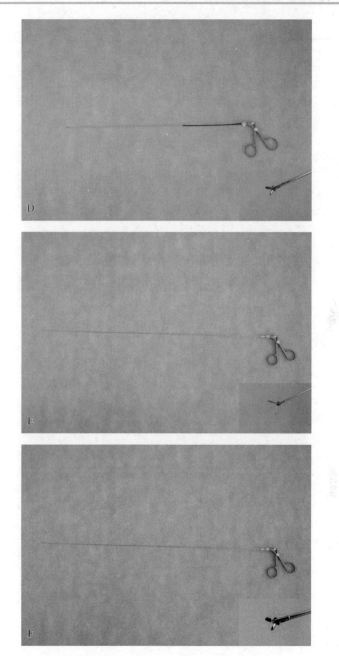

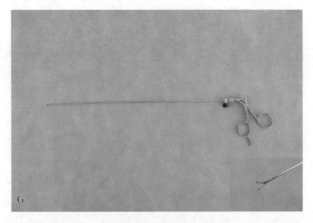

图4-11　抓钳

A.膀胱软镜异物钳；B.膀胱软镜活检钳；C.膀胱硬镜异物钳；D.膀胱硬镜活检钳；E.输尿管硬镜异物钳；F.输尿管硬镜活检钳；G.肾镜异物钳

六、其他

其他用物见图4-12。

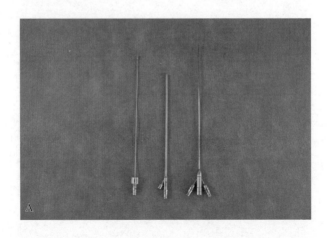

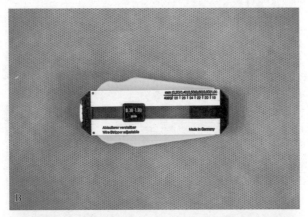

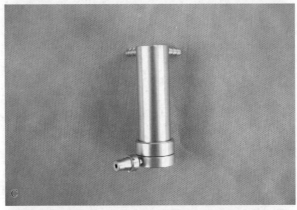

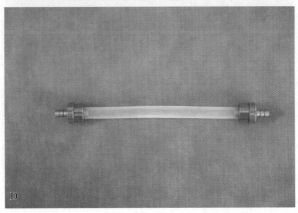

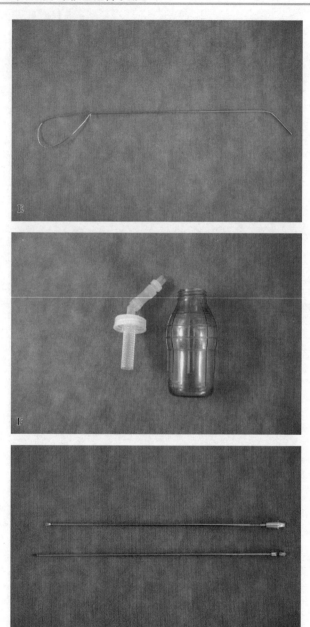

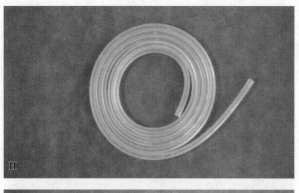

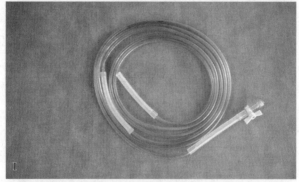

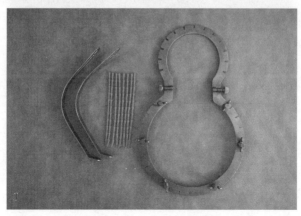

图4-12　其他手术用物

A.穿刺鞘套件；B.光纤剥皮器；C.不锈钢传感器；D.衔接套管；E.导引钢丝；F. Ellick 冲洗器；G.组织粉碎刀头；H. HOLEP 冲洗管；I. PCNL 冲洗管；J.牵开架（环形拉钩）

第二节　硬镜手术器械的管理

内镜硬镜包括膀胱镜、输尿管镜、肾镜、经皮肾镜、超细经皮肾镜等。

一、硬镜清洗、消毒、灭菌流程

一般采用手工清洗，流程如下。

1.预处理　在充足光线下整体检测镜体外观、附件是否齐全，目测镜头的视野是否清晰。用流动水清洗导光束接口端、目镜端及物镜端的镜面，并用75%乙醇棉签擦拭，避免有残留物。有器械通道的硬镜打开器械通道开关，并用高压水枪冲洗通道。

2.酶洗　按厂家所推荐的含酶清洁剂清洗，将器械全部浸泡在酶洗液内，放入时观察管腔有无气泡溢出，确保酶洗液进入管腔。器械通道用注射器从一端注入酶洗液至另一端气泡排完为止，保证通道内注满酶洗液。应该冲洗所有管道，如能进入应仔细刷洗管腔。流动水下冲净酶洗液。

3.漂洗　用软水、纯化水或蒸馏水进行漂洗。

4.干燥包装　在专用干燥台上用软布擦干镜身表面，用气枪冲干器械通道及附件。放置于专用消毒盒内，单独包装灭菌。

5.灭菌　镜身印有Autoclave标识的内镜可以预真空高压灭菌，但严禁用卡式炉进行高压灭菌，还可以使用低温灭菌。

二、注意事项

1.清洗时应握持目镜端，严禁提拎物镜端，避免折弯镜身。

2. 镜面端不能用毛刷及任何利器去触碰。

3. 可拆分的硬镜必须彻底拆分后再清洗、消毒、灭菌。

4. 不要经常变换灭菌方式，否则会使镜子的密封胶老化，导致视野内有异物，图像模糊。

5. 预真空灭菌后，要自然冷却，严禁快速降温，以防不同材质的部件因热胀冷缩系数不一样，导致密封胶或柱状晶体损坏。

6. 镜子必须在清洗干净并彻底干燥后，才能用低温等离子灭菌。

7. 不同品牌内镜的材质不同，具体灭菌方式须参考相应的产品说明书。

三、维护保养

1. 严禁用超声波清洗机清洗。清洗、消毒时，不要把内镜与其他器械交叉、重叠放置，应单独平稳摆放。建议有专门的器械摆放柜，可有效避免器械因相互挤压而造成的损坏。

2. 镜子应存放在专用灭菌盒内，目镜端与导光束接口端应加保护帽，避免碰撞。

3. 直径4mm及以下的镜子在运输、存放及灭菌时应使用专用保护套，避免磕碰镜体，造成镜内柱状晶体破裂。

4. 镜子导光束接口端受污后需要拆卸清洗，注意光源亮度调整。

5. 膀胱镜可活动的连接部、轴部应定时用润滑油擦拭，防止各关节部位活动不畅。

6. 术中调整视野角度时需保护好镜子本身，镜子与鞘管连接时必须对准位置并用卡锁固定，动作不宜过猛。

7. 储存室应设置良好的通风、防霉、除湿。

第三节　软镜手术器械的管理

外科软性内镜主要分为纤维镜和电子镜。纤维镜是通过导像束成像，通过目镜杯单人观测。电子镜是通过CCD（光电耦合器）成像，通过一个或多个监视器进行手术。

一、软镜清洗、消毒、灭菌流程

1.预处理

（1）将内镜放入清洗槽中，在流动水下冲洗，去除软镜表面的污物，用纱布擦拭镜身、操作部；卸下活动配件，器械通道拆卸清洗，使用清洁刷清洁镜体内部和各部件。清洗管道内部使用20ml或50ml注射器，将清水反复注入吸引及送水管道。

（2）使用75%乙醇棉签，清洁末端镜头和电源连接器光口。清洁末端镜头时，沿圆周方向进行清洁。

（3）使用测漏器测漏。给测漏器加压，直到指针达到21.33kPa（160mmHg），等待5分钟后，如果测漏器示数下降未超过1.33kPa（10mmHg），说明该设备完好。弯曲内镜插入部，停留数秒后观察指针是否稳定。测完漏气后按下测漏器排气阀排除空气，使指针归零。先干式测漏，确保镜子没有问题后再进行水中测漏。水中测漏时，整根镜子全部浸泡在水中，观察是否有气泡。

2.酶洗　软镜浸泡到酶洗液中，浸泡时间参考不同酶洗液建议时间。建议浸泡不超过1小时。用注射器抽吸酶洗液，冲洗管腔，操作部用酶洗液多次擦拭。清水清洗后的附件擦干后，建议用酶洗液浸泡。附件超声震荡清洗。

3.漂洗 用软水、纯化水或蒸馏水清洗外表面及操作部，管腔用注射器或气枪多次冲洗。如果用气枪冲洗，压力不可超过200kPa。

4.干燥包装 在专用干燥台上用软布擦干外表面，用气枪冲洗管道及附件。旋上压力补偿盖，将其旋至底部。

5.灭菌 建议配置专用消毒盒。首选等离子、环氧乙烷进行软镜的消毒灭菌。

二、注意事项

1.清洗之前请确定清洗工具没有磨损的痕迹、裂缝、扭曲、金属与刷毛脱落等。劣质清洗工具不能有效清洗内镜，更有可能造成内镜破损。只能沿一个方向将清洁刷穿过器械通道，并在刷头到达末端前拉回刷子。严禁来回拉动刷子，以免产生损坏。

2.测漏器的连接管和连接到软镜的测试仪都必须是干燥的。水中测漏时，不能带压力补偿盖，测漏器不能进水，每次侧漏后，都要放气。如果指针持续下降，软镜可能严重漏水或测漏器损坏，立即停止测漏，以免水进入镜子内部，造成更严重的损坏。

3.在内镜介入、浸入液体或化学消毒液的情况下，必须取掉通风口的压力补偿盖；在气体灭菌、通风、运输情况下，必须安装压力补偿盖。

4.必须使用微生物清洗或灭菌水冲洗电子输尿管镜。去污、灭菌、运输和储存的最大许可温度为65℃。

5.运输过程中避免发生碰撞，应将软镜放置于专用运输箱内。

三、维护保养

1.手术前需检查镜体表面是否完整无破损。

2.软镜要按正确方式拿取，严格避免碰撞、挤压，尤其是插入部等重要部位。对使用人员进行预防培训。只有在镜体前端弯曲部完全伸直的状态下才能插入器械、激光光纤。进镜子时镜体要尽量伸直，可用导丝辅助。激光碎石时多使用引导光瞄准，避免误击镜体。如果手术室条件许可，尽量使用X光辅助观察镜体弯曲部是否完全伸直。

3.按厂家要求准备、使用清洁和消毒溶液，注意正确的使用浓度和暴露时间。浸泡时间过长或使用的溶液浓度不正确都会对内镜产生损坏。谨记所使用化学品的灭菌范围。

4.应避免连续改变不同的器械处理方法，易损坏器械。严禁使用金属刷清洁软镜。严禁将软镜浸入生理盐水中，因为即便是短暂的接触，也会产生小坑和侵蚀。严禁使用超声波法清洗软镜，严禁使用高压蒸汽法给软镜灭菌。

5.储存房间必须有合适的温度和湿度。清洁、消毒之后建议使用防尘无菌容器保存软镜。

第四节　专科器械包的管理

一、器械包的清洗、消毒、灭菌

1.预处理　将器械拆至最小化，检查器械的完整性；打开各个关节开关，使用流动水和高压水枪冲净器械表面及管腔内外的血迹，如有残余组织及结痂，选用大小适宜的软毛刷刷洗干净。

2.酶洗 将预处理完的器械放入盛有多酶洗液的清洗池内浸泡（浸泡时间根据产品说明书）。取出浸泡器械，在流动水面下进行刷洗，对器械的轴节部、弯曲部、管腔内用软毛刷彻底刷洗。使用流动水和高压水枪冲净器械表面及管腔内外的多酶洗液。

3.清洗机清洗 将酶洗后的器械放入全自动清洗机中清洗。清洗机包括冷水清洗、洗涤剂清洗、漂洗、热水消毒和干燥过程，热水温度为80～90℃。感染手术器械应与其他器械分开，单独使用清洗机清洗。

4.干燥、包装 清洗完毕后应尽快将器械放入烘箱内烘干；包装器械时需再次检查器械的完整性，置于专用器械盒内并妥善固定。根据灭菌方法选择与其相适应的包装材料。

5.灭菌

（1）高温蒸汽灭菌法：适用于各类金属器械包。

（2）低温灭菌法：主要包括过氧化氢低温等离子体灭菌和环氧乙烷灭菌，适用于不耐高温、湿热的医疗器械。

二、注意事项

1.可分拆的手术器械必须彻底分拆后再清洗，如无分拆清洗，灭菌后的多功能阀门与套管粘牢将无法分离，蛮力拆卸易损坏器械。

2.清洗时器械关节需要完全张开，以便彻底清洁关节部位。

3.器械管腔需用高压气枪吹干水分，未吹干水分易造成器械故障。

4.电切手件的清洗需确保手件的扣环端朝上，防止液体倒流入电极插孔。

5.用软毛刷刷洗电切环上残留的结痂时，动作需轻柔，避免损坏前端绝缘层。

6.维修完及外借的器械需重新清洗再送供应中心清洗、消毒、灭菌。

7.添置的新器械包需保留外包装，送至供应中心清洗3天再投入临床使用。

8.感染手术提前准备好过氧化氢及灭菌注射用水。手术结束后将器械拆至最小化，检查器械的完整性，打开各个关节开关，先用过氧化氢冲净器械表面及管腔内外的血迹，用纱布擦净器械上残余的组织及结痂，再用灭菌注射用水冲净器械表面及管腔内外的过氧化氢，预处理完后套上双层黑色袋，在黑色袋最外层贴上器械包标签及感染手术种类，送供应中心集中处理。

9.器械的消毒、灭菌方式应参考使用说明书，一旦确认后不要经常变换消毒、灭菌方式，否则会使器械的密封胶等老化。

10.器械必须在清洗干净并彻底干燥后，才能灭菌。

三、维护保养

1.频繁使用器械使其关节及螺丝松动老化，术后常规检查并上紧螺丝及关节。

2.有锈渍的器械应及时除锈后再进清洗机清洗，并对关节部分上油润滑。

3.发现器械有损坏或故障，应立即停止使用并送修或更换，做好登记。

4.器械的尖锐部位或易损坏的部位可套用塑胶管，即可起到保护作用，也可防止包装纸被戳破而造成无效灭菌。

第5章

* * * * * * * *

手术护理配合

第一节　肾脏手术的护理配合

一、腹腔镜下肾囊肿去顶减压术

适用于直径大于4cm的单纯性肾囊肿；肾盂周围囊肿，肾周围假性囊肿合并感染，造成尿路梗阻者。

1.物品准备

（1）常规物品：11号刀片、0号慕丝线、2/0 △带针慕丝线、一次性引流管、医用无菌保护套、45cm×45cm医用手术薄膜、冲洗针筒、6cm×7cm美敷3张、手套若干、负压球、纱布、一次性手术衣。

（2）特殊物品：0号可吸收缝线、张力缝线、一次性腹腔镜用穿刺器、一次性结扎夹、连发施夹器、皮肤缝合器。

（3）常规药品：盐酸利多卡因胶浆。

（4）仪器设备：全高清内镜摄像系统、能量平台、负压吸引装置。

（5）器械及敷料：LC包、泌LC操作钳包、外科通用包、镜头、气腹管。

（6）其他：单极脚踏、单极线。

2.麻醉方式与体位

（1）麻醉方式：全身麻醉。

（2）手术体位：90°健侧卧位。

3.手术主要步骤及护理配合（表5-1）

表5-1　腹腔镜下肾囊肿去顶减压术主要步骤及护理配合

手术主要步骤	护理配合
（1）于腋后线肋缘下切口2cm，为第一穿刺点，切开	递小尖刀划皮，纱布拭血
（2）分离腹膜后腔隙，置入球囊扩张器，进一步扩张腹膜后腔隙	递血管钳，术者手指钝性分离，放入自制球囊扩张器
（3）腋前线肋缘下和腋中线髂嵴上2cm处分别为第二、第三穿刺点，切开，放置穿刺器	递5mm和10mm穿刺器
（4）第一穿刺点内放入10mm穿刺器，固定缝合，以防漏气	递10mm穿刺器，并用张力缝线缝合、固定气腹，调节合适的压力及流量
（5）切开肾周筋膜，分离肾周脂肪囊，显露肾脏，根据CT上囊肿所在肾脏的位置找到囊肿	递分离钳、吸引器，钝性分离肾周筋膜和脂肪囊
（6）打开囊肿壁、环形切除囊肿，止血	递电凝钩烫破囊壁，吸引器吸尽囊液；取出囊壁，电凝钩止血
（7）放置负压球	递抓钳，2/0△带针慕丝线固定负压球
（8）直视下退出各穿刺器，缝合切口	递碘伏纱球消毒，0号可吸收缝线缝合切口、皮肤缝合器缝皮

4.手术配合护理要点

（1）摆放好手术体位后，检查各管路是否通畅，防止导尿管受压。

（2）术中将手术床放置最低位，抬高腰桥，以利于显露手术野。

（3）巡回护士掌握腔镜仪器设备的使用，并熟练连接各种管路，避免缠绕、打折而影响手术医师操作，同时能正确解决术中出现的问题及故障。

（4）洗手护士上台后，用双层无菌手套正确制作球囊，防止使用时漏水或漏气。

（5）球囊扩张器内注入600～800ml 0.9%生理盐水或气体，保留3～5分钟后放出。

（6）术中将腹腔压力调高可止血，放气后腹腔可继发性出血，故应密切观察切口和穿刺孔敷料渗血情况及腹部情况，妥善固定各引流管，保持引流通畅。

（7）术中保持气腹压力在1.47～1.73kPa（11～13mmHg），若气腹压力过高，大量气体通过微循环进入血液，可造成高碳酸血症。

（8）术中使用电凝钩止血时，功率不要过高，以免造成组织坏死和瘢痕形成。

二、腹腔镜下肾肿瘤射频消融术

适用于双肾肾肿瘤、孤立肾肿瘤、最大直径小于4cm（尤其适合≤3 cm）的肾肿瘤患者。紧贴肾门血管和集合系统的肿瘤慎用。

1. 物品准备

（1）常规物品：11号刀片、0号慕丝线、2/0 △带针慕丝线、一次性引流管、医用无菌保护套、45cm×45cm医用手术薄膜、冲洗针筒、6cm×7cm美敷3张、手套若干、负压球、纱布、一次性手术衣。

（2）特殊物品：0号可吸收缝线、张力缝线、一次性腹腔镜用穿刺器、皮肤缝合器、射频针。

（3）常规药品：盐酸利多卡因胶浆、500ml 0.9%氯化钠注射液2瓶。

（4）仪器设备：全高清内镜摄像系统、能量平台、负压吸引装置、冷循环泵、射频发生器。

（5）器械及敷料：LC包、泌LC操作钳包、外科通用包、镜头、气腹管。

（6）其他：单极脚踏、单极线。

2.麻醉方式与体位

（1）麻醉方式：全身麻醉。

（2）手术体位：90°健侧卧位。

3.手术主要步骤及护理配合（表5-2）

表5-2　腹腔镜下肾肿瘤射频消融术主要步骤及护理配合

手术主要步骤	护理配合
（1）于腋后线肋缘下切口2cm，为第一穿刺点，切开	递小尖刀划皮，纱布拭血
（2）分离腹膜后腔隙，置入球囊扩张器	递血管钳，术者手指钝性分离，放入自制球囊扩张器
（3）腋前线肋缘下和髂嵴上2cm处分别为第二、第三穿刺点，切开	递5mm和10mm穿刺器
（4）第一穿刺点内放入10mm穿刺器，固定缝合，以防漏气	递10mm穿刺器，并用张力缝线缝合、固定开气腹，调节合适的压力及流量
（5）切开肾周筋膜，分离肾周脂肪囊，显露肾脏，根据CT上肿瘤所在肾脏的位置找到肿瘤	递分离钳、吸引器，钝性分离肾周筋膜和脂肪囊
（6）术中穿刺活检	递18G穿刺器
（7）在腹腔镜超声探头的引导下，将射频针直视下穿入肿瘤，然后依次开启冷循环泵及射频发生器	递射频针，并将其导管妥善固定。调整冷循环泵及射频发生器的参数
（8）退针，电凝止血	及时收回射频针
（9）放置负压球	递抓钳，2/0△带针慕丝线固定负压球
（10）直视下退出各穿刺器，缝合切口	递碘伏纱球消毒，0号可吸收缝线缝合切口、皮肤缝合器缝皮

4.手术配合护理要点

（1）巡回护士掌握射频相关设备的使用，并熟练连接各种管路，避免缠绕而影响手术医师操作，同时能顺利解决术中出现的各项问题。

（2）术中保持冷循环泵运转正常，持续地将冰水泵入电极的内置管中，使针尖温度保持在16～20℃。一个周期需要12分钟，治疗结束后局部组织温度可达60℃以上，确保杀死肿瘤细胞。

（3）射频发生器的输出功率控制在150～200W，时间控制在8～12分钟。

（4）射频周期的长短根据肿瘤大小来决定。小于3cm的肿瘤，射频一个周期为12分钟；大于3cm的肿瘤，射频一个周期为24～36分钟。

（5）射频结束前调节输出功率，使针尖温度保持在90～100℃，持续10秒，从而使针道碳化止血，亦可防止针道转移。

（6）射频结束后及时将射频针收回，防止医疗器械损伤，并与其他器械分开放置，避免肿瘤细胞的种植转移。

三、经皮肾穿刺造瘘术

适用于孤立肾有梗阻性病变、严重肾积脓、肾或输尿管疾患手术后、双侧输尿管下端或膀胱发生梗阻性疾病无法根治及某些肾铸型结石进行经皮肾造口碎石。

1.物品准备

（1）常规物品：11号刀片、2/0 △带针慕丝线、医用无菌保护套、集尿袋、45cm×45cm医用手术薄膜、10ml注射器、20ml注射器、16G Ⅰ型静脉穿刺针、手套若干、纱布、丝绸布胶带、1000ml 0.9%氯化钠注射液。

（2）特殊物品：导丝、一次性使用无菌导管鞘、肾穿刺造瘘套件。

（3）常规药品：盐酸利多卡因注射液及胶浆。

（4）仪器设备：彩色多普勒超声诊断仪。

（5）器械及敷料：PCNL包、经皮肾包。

2.麻醉方式与体位

（1）麻醉方式：局部麻醉。

（2）手术体位：俯卧位。

3.手术主要步骤及护理配合（表5-3）

表5-3　经皮肾穿刺造瘘术主要步骤及护理配合

手术主要步骤	护理配合
（1）超声探查，确定穿刺路径	连接彩色多普勒超声诊断仪
（2）穿刺肾集合系统，确定穿刺是否成功	递穿刺针穿刺，拔除针芯
（3）置入导丝至肾盂	递导丝协助医师置入
（4）于穿刺点处做一小切口	递小尖刀划皮，纱布拭血
（5）扩张穿刺通道，置入肾造瘘管	由细到粗依次递扩张器沿导丝置入，递肾造瘘管协助医师放管
（6）固定肾引流管，缝合切口	递2/0 △带针慕丝线，固定引流管
（7）纱布覆盖切口	递纱布、丝绸布胶带

4.手术配合护理要点

（1）困难穿刺的患者可以通过以下几种办法提高穿刺成功率。①借助超细经皮肾镜进行探查穿刺；②快速补液联合使用利尿药；③通过逆行输尿管插管建立人工肾积水，可以使穿刺更便捷，尤其是在肾脏积水不明显时。但人工注水会增加肾盂压力，术前存在尿路感染的风险会明显增加。所以，术前要明确患者病史，有尿路感染的患者，应尽量减少人工肾积水。

（2）扩张过程中要拉直导丝，避免扭曲，以保证扩张器顺利进入集合系统。切记固定好导丝，不要让导丝滑出肾盂外。

（3）根据患者的不同情况选择不同的引导方式，如孕妇等不适合使用透视，对于移植肾患者超声引导更优于透视。

（4）双侧经皮肾穿刺造瘘术患者，因手术时间相对比较长，可适当给予吸氧。

（5）术中密切观察患者生命体征，若出现烦躁、心率减慢应立即暂停手术，配合医师进行抢救。

（6）术后应将造瘘管固定妥当，若不慎脱落应及时处理。

四、经皮肾镜碎石取石术

适用于多发结石；孤立肾、马蹄肾和移植肾结石；第4腰椎水平以上的输尿管结石；梗阻时间长、输尿管镜手术不成功者；肾结石合并肾盂输尿管连接部狭窄。

1.物品准备

（1）常规物品：11号刀片、2/0△带针慕丝线、医用无菌保护套3个、18号双腔导尿管、集尿袋2个、45cm×45cm医用手术薄膜、20ml注射器、50ml注射器2支、延长管2根、6F输尿管导管、16G Ⅰ型静脉穿刺针、吸收性明胶海绵、手套若干、纱布、丝绸布胶带、1000ml 0.9%氯化钠注射液。

（2）特殊物品：导丝、输尿管支架、一次性使用无菌导管鞘。

（3）常规药品：盐酸利多卡因胶浆。

（4）仪器设备：全高清内镜摄像系统、彩色多普勒超声诊断仪、钬激光治疗仪、医用加压器。

（5）器械及敷料：PCNL包、泌尿包、经皮肾包、30°膀胱镜、膀胱镜器械包、经皮肾镜、肾镜抓钳、激光光纤、不锈钢传感器。

2.麻醉方式与体位

（1）麻醉方式：全身麻醉。

（2）手术体位：截石位＋俯卧位。

3.手术主要步骤及护理配合（表5-4）

表5-4　经皮肾镜碎石取石术主要步骤及护理配合

手术主要步骤	护理配合
（1）膀胱镜下逆行留置输尿管导管及留置导尿管，并固定	递膀胱镜及工作手件，连接显像系统、冷光源，调节白平衡；准备输尿管导管、导尿管、集尿袋
（2）超声探查，确定穿刺路径	连接彩色多普勒超声诊断仪
（3）经输尿管导管注水，建立人工肾积水	推注生理盐水
（4）穿刺肾集合系统，确定穿刺是否成功	递穿刺针穿刺，拔除针芯
（5）置入导丝至肾盂	递导丝协助医师置入
（6）于穿刺点处做一小切口	递小尖刀划皮，纱布拭血
（7）扩张穿刺通道，置入可撕开鞘	由细到粗依次递扩张器和可撕开鞘沿导丝置入
（8）经皮肾镜观察肾内结石并激光碎石	递经皮肾镜、激光光纤及冲洗皮管；连接光纤，调节参数为2.0J/20Hz；连接医用加压器，调整医用加压器的压力及流量
（9）退出输尿管导管的同时置入输尿管支架	递导丝、输尿管支架
（10）退镜并置入肾造瘘管	递肾造瘘管
（11）固定肾引流管，缝合切口	递2/0△带针慕丝线，固定引流管
（12）纱布覆盖切口	递纱布，准备丝绸布胶带固定切口

4.手术配合护理要点

（1）用纱布将输尿管导管及导尿管绑紧固定，避免输尿管导管脱出。

（2）随时注意添加灌注液，保持持续冲洗并根据环境温度及患者体温调节灌注液的温度，在26～30℃。冬天灌注液的温度不宜过高，过高容易出血；过低易导致患者心肺功能改变。

（3）调整灌注泵的流量为250～350ml/min，冲洗液的流速以保持视野清晰为宜。使用加压水泵时，水泵的压力不能太高，灌注压维持在25～30kPa。

（4）钬激光设备及光纤护理要点

1）术前要常规检查激光机器等设备功能是否正常，熟练掌握仪器设备操作方法，并具备一定的故障排除能力。

2）术中关注激光光纤内芯消耗情况，及时进行剥皮处理。光纤如需要剥皮，用配套的光纤剥离器剥离光纤，再用切割刀切割裸露部分的光纤，保留裸露光纤2～3mm，避免外皮脱落造成异物遗留。

3）碎石后，关闭激光主机，退出激光光纤，检查光纤有无损伤，避免遗留体腔。

（5）术中保持导尿管呈开放状态，防止膀胱过度充盈，引起尿液反流。

（6）术中随时观察引流液的颜色及引流情况，如有出血及时报告医师并配合处理。

五、超细经皮肾镜取石术

适用于多发肾结石、体外冲击波碎石后结石排出困难、输尿管软镜中无法处理的下盏结石、PCNL术后残留的孤立性小盏结石，以及定位困难的X线阴性肾结石者，尤其适合直径＜2cm的肾下盏结石。

1. 物品准备

（1）常规物品：11号刀片、医用无菌保护套3个、18号双腔导尿管、集尿袋、45cm×45cm医用手术薄膜、20ml注射器、50ml注射器3支、延长管2根、6F输尿管导管、16G Ⅰ型静脉穿刺针、吸收性明胶海绵、6cm×7cm美敷、手套若干、纱布、1000ml 0.9%氯化钠注射液。

（2）特殊物品：导丝、输尿管支架、一次性使用无菌导管鞘。

（3）常规药品：盐酸利多卡因胶浆。

（4）仪器设备：全高清内镜摄像系统、彩色多普勒超声诊断仪、钬激光治疗仪、医用加压器。

（5）器械及敷料：PCNL包、泌尿包、经皮肾包、30°膀胱镜、超细经皮肾镜、UMP鞘、膀胱镜器械包、激光光纤、不锈钢传感器。

2. 麻醉方式与体位

（1）麻醉方式：全身麻醉。

（2）手术体位：截石位＋俯卧位。

3. 手术主要步骤及护理配合（表5-5）

表5-5　超微通道经皮肾镜取石术主要步骤及护理配合

手术主要步骤	护理配合
（1）膀胱镜下逆行留置输尿管导管及留置导尿管，并固定	递膀胱镜及工作手件；连接显像系统、冷光源，调节白平衡；准备输尿管导管、导尿管、集尿袋
（2）超声探查，确定穿刺路径	连接彩色多普勒超声诊断仪
（3）经输尿管导管注水，建立人工肾积水	推注生理盐水

续表

手术主要步骤	护理配合
（4）穿刺肾集合系统，确定穿刺是否成功	递穿刺针穿刺，拔除针芯
（5）置入导丝至肾盂	递导丝协助医师置入
（6）于穿刺点处做一小切口	递小尖刀划皮，纱布拭血
（7）扩张穿刺通道，置入UMP外鞘	使用F10、F14筋膜扩张器扩张通道到F14，顺沿导丝推入F13 UMP外鞘
（8）经超细经皮肾镜观察肾内结石并激光碎石，保留输尿管导管	递超细经皮肾镜、激光光纤及冲洗皮管；连接光纤，调节参数至2.0J/20Hz；连接医用加压器，调整医用加压器的压力及流量分别为580mmHg、2200ml/min
（9）退镜	整理镜头及器械
（10）覆盖切口	递纱布、美敷，覆盖切口

4.手术配合护理要点

（1）光纤在使用前认真做好检查，防止因光纤损伤造成镜子及机器设备的损坏，使用时根据医师需求调节激光功率至40W。

（2）术中根据要求及时调整灌注压力，保持冲洗通畅，以使手术野保持清晰。

（3）灌注过程中要注意保护激光脚踏开关，保持其干燥。

（4）操作结束后，及时将激光机器关掉，并将光纤收回，防止其压断。

（5）因超细经皮肾镜管径只有1mm，故手术结束后及时处理，不要压折；清洗时注意不要在流动水下冲洗，要用指腹湿润后轻轻擦拭。

（6）钬激光设备及光纤护理要点同"经皮肾镜碎石取石

术手术配合护理要点（4）"。

（7）术中保持导尿管呈开放状态，防止膀胱过度充盈，引起尿液反流。

（8）术中随时观察引流液的颜色及引流情况，如有出血及时报告医师并配合处理。

- -

六、顺逆联合激光碎石术

适用于复杂性上尿路结石（如多发肾结石、鹿角形结石、肾结石合并输尿管结石等）。

1.物品准备

（1）常规物品：11号刀片、2/0△带针慕丝线、医用无菌保护套3个、18号双腔导尿管、集尿袋2个、45cm×45cm医用手术薄膜、20ml注射器、50ml注射器2支、延长管2根、16G I型静脉穿刺针、吸收性明胶海绵、手套若干、纱布、丝绸布胶带、1000ml 0.9%氯化钠注射液。

（2）特殊物品：导丝、输尿管导引鞘、取石网篮、输尿管支架、一次性使用无菌导管鞘。

（3）常规药品：盐酸利多卡因胶浆。

（4）仪器设备：全高清内镜摄像系统、钬激光治疗仪、医用加压器。

（5）器械及敷料：PCNL包、泌尿包、经皮肾包、细输尿管硬镜、输尿管软镜、经皮肾镜、激光光纤、不锈钢传感器。

2.麻醉方式与体位

（1）麻醉方式：全身麻醉。

（2）手术体位：斜仰截石位或分腿俯卧位。

3.手术主要步骤及护理配合（表5-6）

表5-6　顺逆联合激光碎石术主要步骤及护理配合

手术主要步骤	护理配合
（1）利用输尿管硬镜找到输尿管开口	递细输尿管硬镜，连接显像系统、冷光源，调节白平衡
（2）在导丝引导下将输尿管软镜引导鞘置入肾盂	递导丝及输尿管导引鞘
（3）输尿管软镜沿引导鞘缓慢放入，探查结石部位	检查输尿管软镜，连接其显像系统、冷光源，调节白平衡
（4）用取石网篮将结石推送到经皮肾通道内（或直接激光击碎结石，并从经皮肾通道将结石排出）	递取石网篮（或递激光光纤，调节激光参数）
（5）经皮肾镜沿PCN穿刺通道进入，进行激光碎石	递经皮肾镜、激光光纤及冲洗皮管；连接光纤，调节参数至2.0J/20Hz；连接医用压力器，调整压力及流量分别为580mmHg、2200ml/min
（6）沿导丝将输尿管支架置入输尿管内，再将输尿管硬镜经尿道置入膀胱，直视下将输尿管内支架放置到位	递导丝、输尿管导管，协助医师置管
（7）依次退出导丝、推管及硬镜，并置入肾造瘘管，留置导尿管	递肾造瘘管、双腔导尿管和集尿袋
（8）固定肾引流管，缝合切口	递2/0△带针慕丝线，固定引流管
（9）纱布覆盖切口	递纱布覆盖，准备丝绸布胶带固定

4. 手术配合护理要点

（1）术前备好彩色多普勒超声诊断仪及肾穿刺套件，以防原通道不能用，需要另行穿刺。

（2）术前检查输尿管软镜是否有损坏、零件是否缺失、压力补偿盖是否安装到位。

（3）术前铺一次性手术贴膜时，要等消毒液完全干燥后再贴，贴时要保持平整无褶皱，防止术中灌注液浸湿患者身体。

（4）如术中需要用抓钳取石，提醒医师尾端勿翘起，防止抓钳折断。

（5）钬激光设备及光纤护理要点同"经皮肾镜碎石取石术手术配合护理要点（4）"。

（6）术后精密器械注意保护好，做好术后清点；严格按产品说明规范清洗，从而延长器械的使用寿命。

（7）斜仰截石位放置要点见本书第3章第六节"斜仰截石位的管理"。手术需要摆放分腿俯卧位时，患者翻身后会阴部置于手术床缘，要求生殖器悬空便于手术操作；双腿分开放置并妥善固定，夹角为45°。注意保护双侧髂前上棘、膝盖、踝部不受压，双足尖自然下垂，并下压腿板10°。

第二节　输尿管手术的护理配合

- -

一、输尿管狭窄球囊扩张术

适用于输尿管狭窄长度小于2cm且排除完全闭锁情况的患者，以及轻中度肾功能受损的患者。

1. 物品准备

（1）常规物品：医用无菌保护套2个、18号双腔导尿管、50ml注射器2支、延长管、吸收性明胶海绵、手套若干、1000ml 0.9%氯化钠注射液。

（2）特殊物品：导丝、输尿管支架、输尿管镜球囊扩张导管。

（3）常规药品：盐酸利多卡因胶浆。

（4）仪器设备：全高清内镜摄像系统。

（5）器械及辅料：TUR包、泌尿包、输尿管镜。

2.麻醉方式与体位

（1）麻醉方式：全身麻醉。

（2）手术体位：截石位。

3.手术主要步骤及护理配合（表5-7）

表5-7　输尿管狭窄球囊扩张术主要步骤及护理配合

手术主要步骤	护理配合
（1）置入输尿管镜，找到输尿管开口	递输尿管镜，连接显像系统、冷光源，调节白平衡；准备盐酸利多卡因胶浆作为润滑剂涂抹镜身
（2）置入导丝找到狭窄部位，利用镜体扩张输尿管并测量狭窄段长度	递导丝定位
（3）退出输尿管镜，置入球囊扩张导管	递球囊扩张导管，调整位置
（4）扩张狭窄段输尿管	递注射器，向球囊内泵入氯化钠注射液，维持球囊扩张压力在20～25个大气压，扩张时间不超过5分钟
（5）退出球囊扩张管并进镜放置输尿管支架	递输尿管镜及支架
（6）退镜并做一次性导尿	根据需求提供一次性导尿管或双腔导尿管，及时收回镜头连接线及光源线并妥善放置

4.手术配合护理要点

（1）输尿管狭窄球囊扩张通常采用逆行的方式，即本文所说的经尿道逆行进镜的手术相关步骤，若患者肾盂严重积水伴感染、无法找到输尿管开口或导丝无法通过狭窄部位，则须摆放俯卧位，行经皮肾穿刺，沿导丝顺行置入球囊扩张导管至狭窄部位进行扩张。

（2）如对扩张效果不满意，可间隔5分钟再次扩张，但扩张次数不宜超过3次，防止输尿管因长时间反复扩张而造成缺血坏死，增加术后再狭窄的概率。

（3）扩张后可根据不同需求放置2～3根输尿管支架，以达到扩大腔隙保证引流通畅，减小术后再狭窄的概率。

（4）钬激光设备及光纤护理要点同"经皮肾镜碎石取石术手术配合护理要点（4）"。

二、输尿管肿瘤铥激光烧灼术

适用于输尿管肿瘤患者。

1. 物品准备

（1）常规物品：医用无菌保护套2个、18号双腔导尿管、50ml注射器2支、延长管、吸收性明胶海绵、手套若干、1000ml 0.9%氯化钠注射液。

（2）特殊物品：导丝。

（3）常规药品：盐酸利多卡因胶浆。

（4）仪器设备：全高清内镜摄像系统、铥激光治疗仪。

（5）器械及辅料：TUR包、泌尿包、输尿管镜、输尿管镜活检钳、铥激光光纤。

2. 麻醉方式与体位

（1）麻醉方式：全身麻醉。

（2）手术体位：截石位。

3. 手术主要步骤及护理配合（表5-8）

表5-8　输尿管肿瘤铥激光烧灼术主要步骤及护理配合

手术主要步骤	护理配合
（1）置入输尿管镜，找到输尿管开口	将吸收性明胶海绵预先塞于尾部封水帽中，以防术中渗水；递输尿管镜，连接显像系统、冷光源，调节白平衡，准备盐酸利多卡因胶浆作为润滑剂涂抹镜身
（2）在导丝引导下将输尿管镜置入输尿管，探查病变部位	递导丝，定位后取回并妥善放置
（3）留取病变部位组织送检	递输尿管镜活检钳，收集病理组织
（4）激光切除残余病变组织，止血	递激光光纤，调节机器功率至切割10～20W、止血45W；将延长管、注射器与输尿管镜连接，使用手推灌注法匀速注水
（5）取出残余病变组织	递输尿管镜活检钳，及时收集病理标本，关闭激光机器并取下激光光纤妥善放置
（6）放置输尿管支架	递输尿管支架
（7）退镜并做一次性导尿	根据需求提供一次性导尿管或双腔导尿管，及时收回镜头连接线及光源线并妥善放置

4.手术配合护理要点

（1）铥激光具有汽化功能，为避免肿瘤组织被完全汽化，应提前留取关键部位组织标本，再进行铥激光补充切除及止血。

（2）严格执行无瘤原则，尽可能保证视野清晰，避免盲目暴力操作，减少因操作不当引起的肿瘤细胞种植转移。必要时拆活检钳或抓钳，避免接触过肿瘤的器械反复进出尿道或接触其他部位。

三、输尿管支架置入术

适用于肾及输尿管良性肿瘤等上尿路手术或结石行切开取石术时，以及输尿管狭窄的扩张治疗、复杂性肾结石的体外振波碎石治疗前及上尿路梗阻所致肾积水的患者。

1.物品准备

（1）常规物品：医用无菌保护套2个、18号双腔导尿管、50ml注射器2支、延长管、4F输尿管导管、吸收性明胶海绵、手套若干、1000ml 0.9%氯化钠注射液。

（2）特殊物品：导丝、输尿管支架。

（3）常规药品：盐酸利多卡因胶浆。

（4）仪器设备：全高清内镜摄像系统。

（5）器械及敷料：TUR包、泌尿包、输尿管镜、输尿管镜抓钳。

2.麻醉方式与体位

（1）麻醉方式：静脉麻醉或局部麻醉。

（2）手术体位：截石位。

3.手术主要步骤及护理配合（表5-9）

表5-9 输尿管支架置入术主要步骤及护理配合

手术主要步骤	护理配合
（1）输尿管镜进入膀胱	递输尿管硬镜，连接显像系统、冷光源，调节白平衡；准备盐酸利多卡因胶浆作为润滑剂涂抹镜身
（2）导丝逆行进入输尿管	递导丝
（3）放置输尿管支架	递输尿管支架
（4）退镜，通过C臂机摄片显示输尿管支架位置精确性，并做适当调整	调整手术床与C臂机球管位置至患者下腹部，并进行成像预览，根据图像位置对球管进行适当调整确保最佳成像位置，拍片并留存患者信息及影像资料以便复查需要
（5）退镜并做一次性导尿	根据需求提供一次性导尿管或双腔导尿管，及时收回镜头连接线及光源线并妥善放置

4.手术配合护理要点

（1）对于困难置管患者，须在防辐射房间备C臂机进行摄片定位。

（2）手术相关人员预先穿着铅衣进行个人防护。

（3）准确放置C臂机球管位置，须涵盖耻骨联合部位，尽可能减少摄片次数，精确成像。

（4）置管可分为腔内置管与腔外置管，8.0/9.8F输尿管镜配合4F输尿管导管可用于腔内置管，6.0/7.5F输尿管镜配合导丝可进行腔外置管。

（5）输尿管支架管末端圆环位置与术后并发症发病率密切相关，当支架管末端圆环位于耻骨联合正中线患侧时症状最轻，良好的末端位置能显著改善相关症状并提高生活质量。

四、经尿道输尿管软镜下激光碎石术

适用于输尿管纤曲、输尿管硬镜不能到达结石部位者，以及输尿管结石在行输尿管硬镜手术过程中退回至肾集合系统者或肾结石的患者。

1. 物品准备

（1）常规物品：医用无菌保护套3个、双腔导尿管、50ml注射器2支、延长管、吸收性明胶海绵、手套若干、1000ml 0.9%氯化钠注射液。

（2）特殊物品：导丝、输尿管导引鞘、输尿管支架、取石网篮。

（3）常规药品：盐酸利多卡因胶浆。

（4）仪器设备：全高清内镜摄像系统、钬激光治疗仪。

（5）器械及辅料：TUR包、泌尿包、输尿管镜、输尿管软镜、输尿管镜抓钳、激光光纤。

2. 麻醉方式与体位

（1）麻醉方式：全身麻醉。

（2）手术体位：截石位。

3.手术主要步骤及护理配合（表5-10）

表5-10 经尿道输尿管软镜下激光碎石术主要步骤及护理配合

手术主要步骤	护理配合
利用输尿管硬镜找到输尿管开口	递输尿管硬镜，连接显像系统、冷光源，调节白平衡；准备盐酸利多卡因胶浆作为润滑剂涂抹镜身
（1）一期：观察输尿管狭窄及扭曲情况	
1）输尿管管腔过细，无法通过输尿管导引鞘，硬镜亦无法到达结石位置，改行输尿管支架置入术	参考输尿管支架置入术
2）利用输尿管镜扩张输尿管	
（2）二期：拔除输尿管支架	递输尿管镜抓钳，妥善放置取出的输尿管支架，避免与其他无菌物品接触
1）通过输尿管镜向肾盂输尿管内置入导丝	递导丝并协助医师放置
2）沿导丝置入输尿管导引鞘，到达肾盂	协助放置输尿管导引鞘
3）置入输尿管软镜，探查集合系统，寻找结石	递软镜，连接软镜显像系统、冷光源，调节白平衡
4）激光碎石	递激光光纤，调节机器参数至1.5J/15Hz，并加压注水
5）取石	递取石篮取石，及时收集结石标本；关闭激光机器，并取下光纤妥善放置
6）退出引导鞘，置入导丝后放置输尿管支架	递导丝及输尿管支架
7）退镜并做一次性导尿	根据需求提供一次性导尿管或双腔导尿管，及时收回镜头连接线及光源线并妥善放置

4.手术配合护理要点

（1）注意区分一期与二期软镜手术，二期选用的输尿管导引鞘较细，并且须先拔除输尿管支管后再放置软镜。

（2）输尿管导引鞘规格及型号各异，可根据输尿管的宽窄及所用软镜的粗细来决定选用适当直径的导引鞘，同时根据患者的身高、性别等因素来决定所选导引鞘的长度，一般男性患者选择的导引鞘长度为45cm，女性患者选择的长度为35cm。

（3）置入输尿管导引鞘的过程中如遇阻力可借助C臂机摄片及时了解导丝与导引鞘的位置关系，避免损伤输尿管。

（4）不使用输尿管导引鞘的软镜直接进镜的手术方式虽节约了手术成本，但降低了软镜活动度，影响碎石成功率，更易造成镜体损坏，且增加了因软镜反复进出而造成输尿管损伤的概率。

（5）为了避免造成结石移位，激光功率应由低到高逐步调节，能量不宜过高，能量不足时可调高频率以弥补其不足，功率不宜超过30W；碎石过程中，在保证视野清晰的情况下，注水压力不宜过高。

（6）钬激光设备及光纤护理要点同"经皮肾镜碎石取石术手术配合护理要点（4）"。

（7）选择200μm的激光光纤可减小对软镜弯曲度的影响，而选择硬度更高的365μm光纤虽然无法使软镜达到最大弯曲度，但其安全性更高，针对直径＞2cm的结石能有效缩短手术时间，降低并发症概率。另外，选择1.5～2.4F的较细取石篮同样也可减少对软镜弯曲度的影响。

（8）避免因使软镜长期处于最大弯曲状态而造成的镜体损坏。当处理肾下盏结石时可使用结石移位技巧，将结石移动到肾盂或肾上盏后进行碎石。

（9）根据结石位置及主刀医师需求适时调整手术床角度，可调成头低足高位或向患侧倾斜。

五、输尿管镜下激光碎石术

适用于输尿管中下段结石、体外冲击波碎石术失败后的输尿管上段结石及ESWL后的"石街"形成、输尿管结石合并梗阻及并发可疑的尿路上皮肿瘤，以及X线阴性的输尿管结石和停留时间长的嵌顿性输尿管结石患者。

1.物品准备

（1）常规物品：医用无菌保护套2个、双腔导尿管、50ml注射器2支、延长管、吸收性明胶海绵、手套若干、1000ml 0.9%氯化钠注射液。

（2）特殊物品：导丝、输尿管支架，备封堵器。

（3）常规药品：盐酸利多卡因胶浆。

（4）仪器设备：全高清内镜摄像系统、钬激光治疗仪。

（5）器械及辅料：TUR包、泌尿包、输尿管镜、输尿管镜抓钳、激光光纤。

2.麻醉方式与体位

（1）麻醉方式：全身麻醉。

（2）手术体位：截石位。

3.手术主要步骤及护理配合（表5-11）

表5-11　输尿管镜下激光碎石术主要步骤及护理配合

手术主要步骤	护理配合
（1）置入输尿管镜，找到输尿管开口	递输尿管镜，连接显像系统、冷光源，调节白平衡；准备盐酸利多卡因胶浆作为润滑剂涂抹镜身

续表

手术主要步骤	护理配合
（2）在导丝引导下将输尿管镜置入输尿管，探查结石部位	递导丝，定位后取回并妥善放置
（3）激光碎石	递激光光纤，调节机器参数至1.5J/15Hz；将延长管、注射器与输尿管镜连接，使用手推灌注法匀速注水
（4）取石	递输尿管镜抓钳，及时收集结石标本；关闭激光机器，并取下激光光纤妥善放置
（5）放置输尿管支架	递输尿管支架
（6）退镜并做一次性导尿	根据需求提供一次性导尿管或双腔导尿管，及时收回镜头连接线及光源线并妥善放置

4. 手术配合护理要点

（1）对于输尿管管腔较小或狭窄的患者可选用6.0/7.5F细输尿管镜或4.0/6.5F超细输尿管硬镜。

（2）如遇进镜困难，可调整手术床至头低足高位，角度偏大时可同时抬高头板，防止患者身体上移。

（3）发现结石有上移风险时须准备封堵取石导管，必要时准备取石网篮。

（4）根据结石坚硬程度、大小及位置适当调整激光频率和能量。

（5）术中关注激光光纤内芯消耗情况，及时进行剥皮处理，避免外套脱落造成异物遗留。术后常规对光纤进行剥皮、切割处理。

（6）根据要求及时调整注水水压，保持注水的持续通畅。低压可防止术中结石移位，减少灌注液吸收入血引起的尿源性脓毒血症等并发症的发生。如遇术中视野不清，可采用连续注水，并适当提高注水压力。

（7）术中遇患者结石位置过高或结石上移，须改行输尿管软镜下激光碎石术。

（8）碎石过程中钬激光治疗仪出现异常声响或激光停止工作，需立即检查激光光纤有无损坏并及时更换，以免对激光保护镜造成不可逆的损伤。

（9）钬激光设备及光纤护理要点同"经皮肾镜碎石取石术手术配合护理要点（4）"。

第三节　膀胱手术的护理配合

一、经尿道膀胱结石碎石取石术

适用于结石体积较小的膀胱结石或尿道结石及合并前列腺增生、尿道狭窄的患者。

1.物品准备

（1）常规物品：一次性引流管2根、医用无菌保护套2个、22F三腔带阀导尿管、集尿袋、20ml注射器、5F输尿管导管、双腔冲洗管、手套若干、1000ml 0.9%氯化钠注射液若干。

（2）常规药品：盐酸利多卡因胶浆。

（3）仪器设备：全高清内镜摄像系统、钬激光治疗仪、负压吸引装置。

（4）器械及辅料：TUR包、泌尿包、30°膀胱镜、电切镜器械包、Ellick冲洗器、550μm光纤。

（5）其他：尿道狭窄者需准备28F尿道扩张器、特殊规格的电切镜器械包及膀胱镜。

2.麻醉方式与体位

（1）麻醉方式：全身麻醉。

（2）手术体位：截石位。

3.手术主要步骤及护理配合（表5-12）

表5-12 经尿道膀胱结石碎石取石术主要步骤及护理配合

手术主要步骤	护理配合
（1）润滑尿道扩张器及电切镜器械，尿道扩张后置入电切镜器械及膀胱镜，探查尿道及膀胱	递F24～F26尿道扩张器、电切镜器械及膀胱镜，保持术中持续灌注，连接负压吸引装置
（2）碎石	连接钬激光光纤，调节参数至1～1.5J/（15～20）Hz；递钬激光光纤经5F输尿管导管置入，待钬激光光纤瞄准结石后激发脚踏，使结石裂成碎片，保持术中持续灌注
（3）反复冲洗并取出结石	连接Ellick冲洗器，反复冲洗将碎石块全部吸出，集中收集于结石成分分析标本袋中
（4）再次探查尿道及膀胱	观察有无碎石块残留、膀胱壁有无损伤
（5）退镜及留置导尿管	递三腔带阀导尿管，连接集尿袋及双腔冲洗管

4.手术配合护理要点

（1）根据患者尿道口径的粗细选用适合的电切镜器械包及膀胱镜。

（2）在激光碎石期间，应尽量减少灌注液的流量，采用头高足低、上半身抬高20°左右的截石体位，可防止结石上移。

（3）碎石时镜鞘可不用反复进出尿道，尽量使膀胱呈半充盈状态，进出水流速度要保持基本一致，这样既能获得清晰视野，结石也始终呈现在视野内不易漂移，至结石完全粉碎后用Ellick冲洗器吸出碎石块，这可减少术后尿道狭窄和膀胱黏膜损伤的发生。

（4）钬激光设备及光纤护理要点同"经皮肾镜碎石取石术手术配合护理要点（4）"。

二、经尿道膀胱肿瘤电切术

适用于非肌层浸润性膀胱癌、膀胱内非上皮性良性肿瘤（肿瘤体积较小）、部分T2期肌层浸润性膀胱癌（可采用保留膀胱的综合治疗）、晚期膀胱肿瘤姑息治疗及诊断性电切或二次电切。

1.物品准备

（1）常规物品：一次性引流管2根、医用无菌保护套2个、22F三腔带阀导尿管、集尿袋、20ml注射器、双腔冲洗管、手套若干、1000ml 0.9%氯化钠注射液2袋、1000ml 5%葡萄糖注射液若干。

（2）常规药品：盐酸利多卡因胶浆。

（3）仪器设备：全高清内镜摄像系统、能量平台、负压吸引装置。

（4）器械及辅料：TUR包、泌尿包、30°膀胱镜、电切镜器械包、Ellick冲洗器。

（5）其他：单极脚踏、单极线、尿道狭窄者需另准备F28尿道扩张器、特殊规格的电切镜器械包及膀胱镜。

2.麻醉方式与体位

（1）麻醉方式：全身麻醉。

（2）手术体位：截石位。

3.手术主要步骤及护理配合（表5-13）

表5-13　经尿道膀胱肿瘤电切术主要步骤及护理配合

手术主要步骤	护理配合
（1）润滑尿道扩张器及电切镜器械，尿道扩张后置入电切镜器械及膀胱镜，探查尿道及膀胱	递F24～F26尿道扩张器、电切镜器械及膀胱镜；单极电切灌注液为5%葡萄糖注射液，保持术中持续灌注，连接负压吸引装置
（2）电切膀胱肿瘤组织	准确连接能量平台，调节单极电切功率为纯切150W，电凝功率为60W
（3）再次探查膀胱和手术区域出血情况，彻底止血	保持灌注液及吸引装置通畅、持续
（4）冲洗并收集标本	递Ellick冲洗器与镜鞘相连，将膀胱内的所有肿瘤组织冲出，仔细区分标本部位，收集后送病理检查
（5）退镜及留置导尿管	递22F三腔带阀导尿管，连接集尿袋及双腔冲洗管

4.手术配合护理要点

（1）根据患者尿道口径的粗细准备适合的电切镜器械包及膀胱镜。

（2）因患者多为老年人，为防止低体温的发生，可在术前预先将灌注液放入保温箱内加热至35～37℃。

（3）术中应尽量采用低压持续灌注，通过低压持续灌注可以使膀胱始终保持低压状态，减少静脉窦对灌注液的快速吸收，同时可以保持术野清晰，又使渗透量降到最低。对连续灌注型电切镜应保持灌注液与膀胱平面的高度在40～50cm为宜；对间断灌注型电切镜则应保持灌注液与膀胱平面的高度在80～100cm为宜。

（4）膀胱内液体灌注量应保持在150～200ml。此时膀胱黏膜皱襞消失，而膀胱肌层尚未完全伸展，膀胱壁相对较厚，增加了手术的安全性。

（5）根据患者尿道情况准备不同型号的三腔带阀导尿管并妥善固定，保证术后的持续冲洗；及时更换集尿袋，防止导尿管受压堵塞、引流不畅引起膀胱创面撕裂出血。

（6）术后密切关注集尿袋内尿液颜色的变化，如有鲜红血液流出或伴有血压下降、心率加快，应立即通知医师。

三、经尿道绿激光膀胱病损剜除术

适用于非肌层浸润性膀胱癌、膀胱内非上皮性良性肿瘤（肿瘤体积较小）及膀胱侧壁肿瘤。

1.物品准备

（1）常规物品：一次性引流管2根、医用无菌保护套2个、22F三腔带阀导尿管、集尿袋、20ml注射器、双腔冲洗管、手套若干、1000ml 0.9%氯化钠注射液若干。

（2）特殊物品：一次性医用激光光纤。

（3）常规药品：盐酸利多卡因胶浆。

（4）仪器设备：全高清内镜摄像系统、绿激光治疗仪。

（5）器械及辅料：TUR包、泌尿包、30°膀胱镜、PVP器械包。

2.麻醉方式与体位

（1）麻醉方式：全身麻醉。

（2）手术体位：截石位。

3.手术主要步骤及护理配合（表5-14）

表5-14　经尿道绿激光膀胱病损剜除术主要步骤及护理配合

手术主要步骤	护理配合
（1）润滑尿道扩张器及PVP器械，尿道扩张后置入PVP器械及膀胱镜，探查尿道及膀胱	递F24～F26尿道扩张器、PVP器械及膀胱镜，保持术中持续灌注

续表

手术主要步骤	护理配合
（2）切割肿瘤	递绿激光光纤，调节切割功率为50～60W；光纤距离组织0.5～1mm，从肿瘤表面向基底部进行切割，直至看见膀胱壁的肌纤维，再对肿瘤周围1～2cm范围的膀胱黏膜进行切割
（3）剜出肿瘤组织	准备标本容器，及时收集放置标本，并标注部位
（4）再次探查膀胱及止血	调节止血功率为30W
（5）退镜及留置导尿管	递三腔带阀导尿管，连接集尿袋及双腔冲洗管

4.手术配合护理要点

（1）术中应尽量采用低压持续灌注，通过低压持续灌注可以使膀胱始终保持低压状态，减少静脉窦对灌注液的快速吸收，同时还可以保持术野清晰，又使渗透量降到最低。连续灌注应保持灌注液与膀胱平面的高度在40～50cm为宜；间断灌注则应保持灌注液与膀胱平面的高度在80～100cm为宜。

（2）膀胱内液体灌注量应保持在150～200ml。此时膀胱黏膜皱襞消失，而膀胱肌层尚未完全伸展，膀胱壁相对较厚，增加了手术的安全性。

（3）根据患者尿道情况准备不同型号的三腔带阀导尿管并妥善固定，保证术后的持续冲洗；及时更换集尿袋，防止导尿管受压堵塞、引流不畅引起膀胱痉挛。

（4）术中血红蛋白选择性高度吸收绿激光能量，切割止血部位组织毛细血管可同时封闭止血，因此出血很少或无出血。但不可忽略由切割过深造成膀胱穿孔引起的出血，术后仍需观察导尿管内流出尿液的颜色及血压情况，如有鲜红血液流出且伴有血压下降、血红蛋白降低，应立即通知医师。

四、经尿道膀胱水扩张术

适用于间质性膀胱炎的患者。

1.物品准备

（1）常规物品：一次性引流管、医用无菌保护套、22F三腔带阀导尿管、集尿袋、20ml注射器、双腔冲洗管、手套若干、1000ml 0.9%氯化钠注射液。

（2）常规药品：盐酸利多卡因胶浆。

（3）仪器设备：全高清内镜摄像系统。

（4）器械及辅料：TUR包、泌尿包、30°膀胱镜、膀胱镜器械包。

2.麻醉方式与体位

（1）麻醉方式：全身麻醉。

（2）手术体位：截石位。

3.手术主要步骤及护理配合（表5-15）

表5-15 经尿道膀胱水扩张术主要步骤及护理配合

手术主要步骤	护理配合
（1）用液状石蜡润滑尿道，置入膀胱镜，探查膀胱	递膀胱镜器械及膀胱镜
（2）向膀胱内注入0.9%氯化钠注射液后保持8～10分钟	调节灌注液高度至耻骨联合上方80～100cm处，关闭出水阀开关，待灌注液液面静止后开始计时；8～10分钟后放空膀胱
（3）观察膀胱黏膜有无新生物	递膀胱镜，观察膀胱黏膜是否有绒毛状的出血点，典型溃疡周围的血管呈放射状，每个象限内至少应有4个或以上的出血点

手术主要步骤	护理配合
（4）退镜，排空膀胱后再次观察膀胱黏膜有无出血点，术毕留置导尿管	递三腔带阀导尿管，连接集尿袋及冲洗管

4.手术配合护理要点

（1）根据患者尿道情况选择合适规格的膀胱镜器械。

（2）维持膀胱内压在80～100cmH$_2$O；若内压超过145cmH$_2$O，可能发生膀胱破裂。

（3）配合医师做好术中计时工作，防止时间过长加重膀胱的损伤。

（4）根据患者尿道情况准备不同型号的三腔带阀导尿管，保证术后膀胱的持续冲洗，冲洗速度控制在60～100滴/分，冲洗液温度控制在20～30℃，速度过快、温度过低会引起膀胱痉挛，导致膀胱出血。

五、超声引导下膀胱造瘘术

适用于梗阻性膀胱排空障碍，以及神经源性膀胱功能障碍、急性前列腺炎及恶性肿瘤原因所导致的急慢性尿潴留且无法从尿道插入导尿管的患者。

1.物品准备

（1）常规物品：11号刀片、9×24角针、2/0慕丝线、医用无菌保护套、集尿袋、10ml注射器、16G Ⅰ型静脉留置针、手套若干、纱布、丝绸布胶带。

（2）特殊物品：导丝、一次性使用无菌导管鞘。

（3）常规药品：盐酸利多卡因注射液。

（4）仪器设备：彩色多普勒超声诊断仪。

（5）器械及辅料：PCNL包、眼包。

2.麻醉方式与体位

（1）麻醉方式：局部麻醉。

（2）手术体位：平卧位。

3.手术主要步骤及护理配合（表5-16）

表5-16 超声引导下膀胱造瘘术主要步骤及护理配合

手术主要步骤	护理配合
（1）超声引导下确定穿刺点位置及深度，局部麻醉	递超声探头，准备局麻药
（2）膀胱穿刺针置入膀胱，见尿后置入导丝	递穿刺针，拔出针芯可见尿液流出，如无尿液流出，用注射器连接穿刺针抽吸，抽出尿液即证实进入膀胱，递导丝经针鞘置入膀胱
（3）在穿刺点处切开皮肤，扩张造瘘通道	递尖刀，由小到大依次传递筋膜扩张器，顺导丝置入，逐级进行通道扩张
（4）置入工作鞘，留置造瘘管，缝合切口并固定	递工作鞘及造瘘管，顺导丝置入，置管后撕裂并拔出剥离鞘，退出导丝；递9×24角针、2/0慕丝线缝皮，固定造瘘管
（5）接集尿袋，固定膀胱造瘘管	递集尿袋，用丝绸布胶带妥善固定造瘘管

4.手术配合护理要点

（1）根据患者的情况准备合适的一次性使用无菌导管鞘及导丝。

（2）术中密切观察患者的生命体征及手术进展，若患者出现心悸、胸闷、呼吸不畅等症状及时给予吸氧，保持呼吸道通畅，告知医师暂停手术，待生命体征平稳后继续手术。

- -

六、膀胱镜下肿瘤活检＋铥激光止血术

适用于病史、体检、实验室、影像学检查等仍不能明确诊断的尿道、膀胱疾病；膀胱术后出血；怀疑膀胱或尿道病变需取活体组织送检；膀胱尿道移行上皮肿瘤保留膀胱手术后定期复查；膀胱周围脏器病变对膀胱影响的女性患者。

1. 物品准备

（1）常规物品：医用无菌保护套2个、20ml注射器、50ml注射器2支、延长管、1000ml 0.9%氯化钠注射液。

（2）常规药品：盐酸利多卡因胶浆。

（3）仪器设备：全高清内镜摄像系统、铥激光治疗仪。

（4）器械及辅料：TUR包、泌尿包、30°膀胱镜、膀胱镜器械包、膀胱镜活检钳、铥激光光纤。

2. 麻醉方式与体位

（1）麻醉方式：局部麻醉。

（2）手术体位：截石位。

3. 手术主要步骤及护理配合（表5-17）

表5-17　膀胱镜下肿瘤活检＋铥激光止血术手术主要步骤及护理配合

手术主要步骤	护理配合
（1）局麻，润滑尿道扩张器及膀胱镜器械，尿道扩张后置入膀胱镜器械及膀胱镜，探查尿道及膀胱	用20ml注射器抽取局麻药，递尿道扩张器、膀胱镜器械及膀胱镜，将延长管、注射器与镜鞘连接，术中使用手推灌注法匀速、持续注水
（2）取活检组织	递膀胱镜活检钳并置入，找到疑似或病变的肿瘤组织留取活检标本；准备大小合适的标本容器盛放标本，标注部位，及时送病理检查
（3）铥激光止血	连接铥激光光纤并置入，调节止血功率为20～50W
（4）再次探查膀胱，退镜	按前壁、顶壁、后壁、两侧壁、底部三角区及膀胱颈部顺序观察，避免遗漏

4.手术配合护理要点

（1）膀胱检查时注入水量一般控制在150～200ml。注入水量过多，因物镜离膀胱壁距离远，不易看清病变；注入水量太少，则膀胱皱襞未能充分展平，距离过近，物像模糊不清。

（2）如果是膀胱腔内术后出血的急诊，则应注意观察患者的生命体征、出血量及四肢的皮温，给予加温毯做好术中保暖工作，遵医嘱领血，避免失血性休克的发生。

（3）铥激光具有汽化功能，为避免肿瘤组织被完全汽化，需活检的患者应提前留取病变部位组织标本，再进行铥激光补充切除及止血。

七、膀胱软镜下肿瘤活检＋铥激光止血术

适用于病史、体检、实验室、影像学检查等仍不能明确诊断的尿道、膀胱疾病；膀胱术后出血；怀疑膀胱或尿道病变需取活体组织送检；膀胱尿道移行上皮肿瘤保留膀胱手术后定期复查；膀胱周围脏器病变对膀胱的影响的男性患者。

1.物品准备

（1）常规物品：医用无菌保护套2个、20ml注射器、50ml注射器2支、延长管、1000ml 0.9%氯化钠注射液。

（2）特殊物品：一次性膀胱软镜活检钳。

（3）常规药品：盐酸利多卡因胶浆。

（4）仪器设备：全高清内镜摄像系统、铥激光治疗仪、负压吸引装置。

（5）器械及辅料：TUR包、泌尿包、膀胱纤维软镜或电子软镜＋转换接口、铥激光光纤。

2.麻醉方式与体位

（1）麻醉方式：局部麻醉。

（2）手术体位：截石位。

3.手术主要步骤及护理配合（表5-18）

表5-18 膀胱软镜下肿瘤活检＋铥激光止血术手术主要步骤及护理配合

手术主要步骤	护理配合
（1）局麻，润滑尿道扩张器及膀胱镜软镜，尿道扩张后置入膀胱软镜，探查尿道及膀胱	用20ml注射器抽取局麻药，递F16～F18尿道扩张器、膀胱镜器械及膀胱镜，将延长管、50ml注射器与镜鞘连接；术中使用手推灌注法匀速、持续注水
（2）取活检组织	递一次性膀胱镜活检钳并置入，找到疑似或病变的肿瘤组织留取活检标本；准备大小合适的标本容器盛放标本，及时送病理检查
（3）铥激光止血	连接铥激光光纤并置入，调节止血功率为20～40W
（4）再次探查膀胱，退镜	按前壁、顶壁、后壁、两侧壁、底部三角区及膀胱颈部顺序观察，避免遗漏

4.手术配合护理要点

（1）膀胱检查时注入水量一般控制在150～200ml。注入水量过多，因物镜离膀胱壁距离远，不易看清病变；注入水量太少，则膀胱皱襞未能充分展平，距离过近，物像模糊不清。

（2）膀胱软镜检查具有操作创伤小、术中男性患者痛苦小、膀胱检视无盲区、术后并发症少、术后排尿不适症状轻微且恢复快等优点，但也存在一定的局限性，如视野不如硬镜明亮、冲洗速度较慢，不适合膀胱内出血较多的男性患者使用。

（3）铥激光具有汽化功能，为避免肿瘤组织被完全汽化，需活检的患者应提前留取病变部位组织标本，再进行铥激光补充切除及止血。

第四节　前列腺手术的护理配合

一、经尿道前列腺切除术

适用于由良性前列腺增生引起的反复肉眼血尿、反复尿潴留（至少在一次拔管后不能排尿或反复尿潴留）且药物治疗无效、膀胱结石、反复尿路感染、继发性上尿路积水（伴或不伴肾功能损害）、合并膀胱憩室等。

1. 物品准备

（1）常规物品：一次性引流管2根、医用无菌保护套2个、22F三腔带阀导尿管、集尿袋、20ml注射器、双腔冲洗管、手套若干、纱布、1000ml 0.9%氯化钠注射液、1000ml 5%葡萄糖注射液若干。

（2）常规药物：盐酸利多卡因胶浆。

（3）仪器设备：全高清内镜摄像系统、能量平台、负压吸引装置。

（4）器械及敷料：TUR包、泌尿包、30°膀胱镜、电切镜器械包、Ellick冲洗器。

（5）其他：单极踏脚、单极连接线。

2. 麻醉方式与体位

（1）麻醉方式：全身麻醉。

（2）手术体位：截石位。

3. 手术主要步骤及护理配合（表5-19）

表5-19 经尿道前列腺切除术主要步骤及护理配合

手术主要步骤	护理配合
（1）润滑尿道扩张器及电切器械，扩张后置入膀胱镜，探查膀胱	递F24号、F26号尿道扩张器、电切工作手件；连接膀胱灌注装置，向膀胱内灌注5%葡萄糖灌注液
（2）进行电切前列腺组织	将单极踏脚放置于主刀右侧，调高频电刀功率为电切150W、电凝60W；按顺序分别切除膀胱颈区、前列腺中区及尖区
（3）取出标本，止血	递Ellick冲洗器，充满灌注液反复加压抽吸，取出组织，送病理检查；再次观察整个手术野有无出血情况
（4）退镜并留置导尿管	递22F三腔带阀导尿管置入，连接集尿袋及膀胱冲洗

4.手术配合护理要点

（1）术中正确连接摄像系统，负极板贴于患者肌肉丰厚处，避开消毒区域；单极连接线与操作手件紧密固定，避免松动，防止术中漏电。合理调整手术参数，一般调至电切为150W、电凝为60W。

（2）前列腺电切术，灌注液为5%葡萄糖注射液；膀胱内电切或电灼时，切忌用氯化钠注射液，因其中含电解质，能导电，有灼伤风险。

（3）TURP的临床表现多样性，电切综合征为最严重的并发症。主要是由灌注液的过度吸收而对中枢神经系统、心血管系统、呼吸系统和代谢平衡产生的影响。手术开始15分钟就有大量液体吸收，巡回护士在手术开始时严格计时，手术时间控制在60～90分钟，超过此时间段及时告知医师。等离子电切手术时灌注液为0.9%氯化钠注射液，可以有效地预防稀释性低钠血症，若腺体体积过大，可遵医嘱静脉滴注

3.3%高渗氯化钠注射液。使用压力灌注泵，将冲洗液压力控制在30kPa以下，流量控制在300ml/min以下，调整冲洗液与膀胱平面的距离为40～50cm，保持持续低压有效冲洗。术前巡回护士应对拟使用的灌注液进行计量，在术中观察冲洗液的出入量，注意保持出入量的基本平衡。当冲洗液的出量明显少于入量时，应及时提醒手术医师，观察有无前列腺包膜穿孔、静脉窦切开或膀胱穿孔等情况，并及时排空膀胱，防止因膀胱过度充盈而加快冲洗液的吸收。

二、经尿道钬激光前列腺剜除术

适用于由良性前列腺增生引起的反复肉眼血尿、反复尿潴留（至少在一次拔管后不能排尿或反复尿潴留）且药物治疗无效、膀胱结石、反复尿路感染、继发性上尿路积水（伴或不伴肾功能损害）的治疗。

1. 物品准备

（1）常规物品：一次性引流管2根、医用无菌保护套3个、22F三腔带阀导尿管、集尿袋、20ml注射器、双腔冲洗管、手套若干、纱布、丝绸布胶带、1000ml 0.9%氯化钠注射液若干。

（2）常规药物：盐酸利多卡因胶浆。

（3）仪器设备：全高清内镜摄像系统、钬激光治疗仪、手术刨削器。

（4）器械及敷料：TUR包、泌尿包、30°膀胱镜、经皮肾镜、HOLEP电切镜器械包、导引钢丝、组织粉碎刀头、F28尿道扩张器、550光纤。

2. 麻醉方式与体位

（1）麻醉方式：全身麻醉。

（2）手术体位：截石位。

3.手术主要步骤及护理配合（表5-20）

表5-20　经尿道钬激光前列腺剜除术主要步骤及护理配合

手术主要步骤	护理配合
（1）润滑尿道扩张器及HoLEP器械，扩张后置入膀胱镜，探查膀胱	递F24号、F26号尿道扩张器、HoLEP工作手件，连接膀胱灌注装置，向膀胱内灌注0.9%氯化钠注射液
（2）钬激光剜除。分别剜除前列腺顶尖部及两侧叶	递钬激光光纤，调至合适参数至2.0J/45Hz，术中保持0.9%氯化钠注射液持续灌注
（3）止血	将钬激光机器输出功率调至合适参数为1.0J/45Hz，进行组织止血，并观察创面
（4）粉碎组织，取出标本	将粉碎刀头装入粉碎手柄中，更换肾镜，递组织粉碎刀头粉碎组织
（5）退镜并留置导尿管	递22F三腔带阀导尿管置入，连接集尿袋及膀胱冲洗

4.手术配合护理要点

（1）前列腺患者多为老年人，存在脏器生理性功能衰退情况，且多合并慢性疾病，对麻醉及手术耐受能力较差，应充分做好术前评估工作，降低手术风险。截石位术后易出现皮肤软组织损伤、腰部酸痛等不良反应，严重者出现腓总神经损伤、下肢深静脉血栓形成、直立性低血压、小腿筋膜室高压综合征等。老年患者关节僵硬，活动受到一定的限制，摆放体位时托腿架宜低，与手术床成30°夹角，两腿间的跨度视患者关节活动情况而定，在小腿和骶尾部垫凝胶体位垫预防软组织损伤。取头部抬高10°截石位，符合老年患者颈部曲线要求，利于放松颈部肌肉和静脉回流，增加回心血量。建议在麻醉前摆放截石位能预防腓总神经损伤，提高患者舒适度。采用单腿慢放可以减少因体位改变给患者带来的不利因素，避免因体位突然变化导致低血压。术前穿戴医用加压弹力袜作为一种机械性预防措施，可促进静脉血液回流，预防下肢深静脉血栓的形成。

（2）低温可导致心律失常、心动过缓、凝血机制下降、肠活动减少等并发症。提前给患者使用预热过的小棉被、保温毯，术中使用耳温枪密切观察患者体温变化，并用测温枪监测灌注液的温度，使其维持37℃。可减少热量的散失，有利于维持患者围手术期的正常体温，有助于预防术中寒战和减少术后并发症的发生。

（3）术后需密切观察血压变化及导尿管流出液的颜色、性状和出血量，定时挤捏导尿管，防止血块堵塞，保证冲洗液出入平衡。如发现引流液颜色变深、挤捏引流不畅，应适当加快速度或更换导尿管，必要时给予牵拉导尿管压迫止血。如果患者出血鲜红、膀胱区胀满、血压下降、脉搏增快应立即停止冲洗，加快输液速度，遵医嘱给予止血药，并协助再入手术室进行电切镜下止血的准备工作。

三、经尿道前列腺绿激光汽化术

适用于由良性前列腺增生引起的反复肉眼血尿、反复尿潴留（至少在一次拔管后不能排尿或反复尿潴留）且药物治疗无效、膀胱结石、反复尿路感染、继发性上尿路积水（伴或不伴肾功能损害）的治疗。

相较于TURP扩大的手术适应证：尤其适合高龄患者，或者有高血压、糖尿病、冠心病等疾病的高危患者。

1.物品准备

（1）常规物品：一次性引流管2根、医用无菌保护套2

个、22F三腔带阀导尿管、集尿袋、20ml注射器、双腔冲洗管、吸收性明胶海绵、手套若干、纱布、丝绸布胶带、1000ml 0.9%氯化钠注射液若干。

（2）特殊物品：一次性医用激光光纤。

（3）常规药物：盐酸利多卡因胶浆。

（4）仪器设备：全高清内镜摄像系统、绿激光治疗仪。

（5）器械及敷料：TUR包、泌尿包、30°膀胱镜、PVP器械包、导引钢丝、F28尿道扩张器。

2.麻醉方式与体位

（1）麻醉方式：全身麻醉。

（2）手术体位：截石位。

3.手术主要步骤及护理配合（表5-21）

表5-21 经尿道前列腺绿激光汽化术手术主要步骤及护理配合

手术主要步骤	护理配合
（1）润滑尿道扩张器及PVP器械，扩张后置入膀胱镜，探查膀胱	递F24号、F26号尿道扩张器及PVP工作手件；连接膀胱灌注装置，向膀胱内灌注0.9%氯化钠注射液
（2）黏膜止血	递绿激光光纤，调至功率为60W
（3）绿激光汽化。分别汽化前列腺顶尖部及两侧叶，边汽化边止血	将绿激光功率调至140～160W，术中保持持续0.9%氯化钠注射液灌注
（4）退镜并留置导尿管	递22F三腔带阀导尿管置入，连接无菌集尿袋及膀胱冲洗

4.手术配合护理要点

（1）因绿激光开机预检需要一段时间，故应提早开机检测。绿激光仪器对环境要求较高，温度应在10～30℃，相对湿度为30%～75%，供电要求为220V单相交流电，电流20A＋，不符合运行条件容易出现跳闸及电力线发热的现象，导致手术中断。

（2）绿激光仪器和配套器械非常昂贵，且易折、易损，每根光纤配1张磁卡，使用过程中不要随意关闭电源和松动磁卡。一旦断电或拔出磁卡就会导致仪器的损坏和光纤的报废。激光仪器机座须离床中心≤1.5m，以方便光纤的操作。

（3）绿激光可损伤视网膜，导致视力下降，术中手术人员均需佩戴光密度为5.0的防护镜，摄像头内放置滤光片；对于全麻的患者用湿纱布敷盖双眼，可在手术室外悬挂特殊警示标识。滤光片术后用酒精擦拭，妥善保存；护目镜使用后应用擦镜纸擦拭，如被血液污染，应用75%的酒精擦拭，单独保存在装有海绵的盒子里，妥善存放。取出光纤时，应先关闭机器后再取出。

（4）绿激光手术尤其适用于高龄高危患者，巡回护士需在术中密切监测生命体征、血氧饱和度。保证血氧饱和度维持在95%以上。一旦发现病情变化立即告知医师进行处理。

四、经会阴前列腺冷冻消融术

适用于局限性前列腺癌：血清PSA＜20ng/ml、穿刺活检Gleason评分＜7分的局限性前列腺癌患者或由于其他原因不适合行外科手术治疗的局限性前列腺癌患者，前列腺体积≤40ml（以保证有效的冷冻范围）；放疗后，或者首次冷冻治疗后局部复发的挽救性治疗。

1.物品准备

（1）常规物品：导尿包、18号双腔导尿管、集尿袋、45cm×45cm医用手术薄膜、手套若干、纱布、棉垫、1000ml 0.9%氯化钠注射液若干。

（2）特殊物品：穿刺活检针、导丝。

（3）常规药物：盐酸利多卡因胶浆。

（4）仪器设备：全高清内镜摄像系统、液体加温仪、冷冻机。

（5）器械及敷料：TUR包、换药巾包若干、软性膀胱电子镜、冷冻针数根、测温针数根、尿道保护套、折刀架、冷冻两件套。

（6）其他：氩气钢瓶、氦气钢瓶、冷冻架关节数样、压力输液器。

2.麻醉方式与体位

（1）麻醉方式：全身麻醉。

（2）手术体位：截石位。

3.手术主要步骤及护理配合（表5-22）

表5-22 经会阴前列腺冷冻消融术主要步骤及护理配合

手术主要步骤	护理配合
（1）显露会阴部，会阴穿刺	贴膜固定阴囊和阴茎，显露会阴部，递穿刺针；会阴穿刺1～4针或1～6针后置入双腔导尿管
（2）连接冷冻针	递冷冻针，在肿瘤附近经会阴置入1～3根冷冻针
（3）放置测温针	1根位于尿道旁，1根位于直肠前或腹膜会阴筋膜（Denonvillier's筋膜），1根位于同侧前列腺顶部，1根位于同侧神经血管束
（4）拔除导尿管，导丝引导下插入尿道保护套	顺导尿管置入导丝，将尿道保护套与加温仪相连接，调至42℃
（5）接通高压氩气	最低温度维持在-145～-135℃，采用经直肠超声实时监控冷冻针形成冰球范围，当冰球核心作用范围覆盖靶病灶5～10分钟后终止冷冻
（6）接通高压氦气	当冷冻针升温至15～20℃后终止升温。当冰球融化后重复以上冷冻—复温1个循环
（7）关闭氩气、氦气，置导尿管	关闭氩气、氦气，拔除冷冻针、测温针和尿道保护套，插入18号双腔导尿管，用敷料压迫会阴区

4.手术配合护理要点

（1）合理摆放手术仪器以方便术者操作。将冷冻机放于手术医师右侧，立式探针固定支架置于手术医师右侧触手可及的无菌区域。氩气及氦气钢瓶妥善放置于手术间角落处，液体加温仪及高清摄像系统分别置于患者上肢两侧。理顺各种连接线路，避免放置于人员活动频繁的区域，以免因人为绊脱导致手术设备突然中断，影响手术进程。

（2）术前床上铺好加温毯，患者入室前30分钟开启，用于术中保暖，防止低体温的发生。因手术时间较长，建议患者术前穿戴弹力袜防止静脉血栓，术后巡回护士将患者下肢缓慢放下，以防止肌肉和神经损伤。

（3）术中将手术床调节至与直肠探头同一水平线，以减少探头与患者皮肤摩擦，便于术者插入，确保定位更加精确。

（4）巡回护士术前仔细核对医用氩气、氦气的钢瓶标签及气体压力表。包装规格为高压氩气40L、35MPa，高纯氦气40L、14MPa，气体纯度均为99.999%，以确保手术安全。当氩气降温达不到最低温度-145～-135℃、氦气升温达不到15℃以上时，立即更换钢瓶。

（5）治疗前先行冷冻消融针测试，检查探针是否正常工作。探针置入前列腺后，启动氩气，超声观察探针周围不能形成冰球，应停止其他探针的降温过程，给予升温，以利于撤出故障探针，重新置入新的冷冻探针。

（6）术前应仔细检查尿道保护套的完整性，液体加温仪处于38～42℃，以利于保护患者尿道。

五、超声引导下经会阴前列腺穿刺活检术

适用于血清前列腺特异抗原（PSA）升高不能用其

他理由解释者，如PSA＞10ng/ml，任何f/t-PSA值；PSA 4～10ng/ml，f/t-PSA值或前列腺特异性抗原密度（PSAD）异常。B超发现前列腺低回声结节和（或）MRI发现异常信号者；临床直肠指检扪及硬结，疑为前列腺癌者；确定前列腺癌的分级，作为采用合适治疗方法的依据；前列腺癌非前列腺根治术治疗效果评估。

1.物品准备

（1）常规物品：10ml注射器、手套若干、纱布、丝绸布胶带、医用无菌保护套。

（2）特殊物品：穿刺活检针。

（3）常规药物：盐酸利多卡因注射液。

（4）仪器设备：彩色多普勒超声诊断仪。

（5）器械及敷料：前列腺穿刺包、换药巾包若干。

2.麻醉方式与体位

（1）麻醉方式：局部麻醉或静脉麻醉。

（2）手术体位：截石位。

3.手术主要步骤及护理配合（表5-23）

表5-23　超声引导下经会阴前列腺穿刺活检术手术主要步骤及护理配合

手术主要步骤	护理配合
（1）显露会阴部	贴膜固定阴囊和阴茎
（2）置超声探头	超声探头套上医用无菌保护套，涂抹耦合剂置入肛门
（3）进行穿刺	递穿刺针，每个前列腺穿刺12针行活组织检查
（4）加压包扎	纱布加压包扎

4.手术配合护理要点

（1）巡回护士应术前备足穿刺针，若经直肠超声检查（TURS）无异常发现，每个前列腺穿刺12针行活组织检查，如果 TURS 有异常发现，则于相应部位加穿 2 针。

（2）局麻患者由于对前列腺穿刺针数的不理解会产生焦虑、情绪波动，使疼痛增加，穿刺的疼痛发生率可达 65%～90%。分散患者注意力是局麻手术中有效降低患者疼痛感和缓解焦虑的主要因素。在穿刺过程当中，通过给患者观看 B 超操作影像及配合护士的讲解，及时向患者告知穿刺进度，可有效降低患者对于前列腺穿刺的恐惧感，增加接受度及配合度，从而增强疼痛的耐受度。

（3）出血是前列腺穿刺活检术的一个重要并发症，与穿刺针数、穿刺过程中的疼痛及不适程度有关。巡回护士在术中应密切观察患者反应及疼痛的程度，注意有无头晕、出汗、胸闷、气促等血管迷走神经反射，一旦出现此类症状，巡回护士及时告知医师进行处理。

（4）手术前巡回护士应提前准备好大小合适的标本瓶，正确填写标本信息，因组织较小，标本收集后需再次核实。

（5）纱布加压包扎时注意松紧适宜。术后巡回护士协助患者坐起，避开穿刺部位缓慢移至转运床，并指导患者保持纱布干燥；术后穿刺点皮肤做好清洁消毒，防止术后感染。

第五节　尿道手术的护理配合

一、骶神经电刺激（Ⅰ期）

适用于顽固性尿频、尿急、急迫性尿失禁和便失禁的患者。Ⅰ期为临时植入阶段。

1.物品准备

（1）常规物品：15号刀片、2/0慕丝线、一次性灯罩2个、45cm×45cm医用手术薄膜、10ml注射器、20ml注射器、6cm×7cm美敷2张、9cm×15cm美敷2张、手套若干、纱布、丝绸布胶带、C臂机套。

（2）特殊物品：3/0可吸收缝线、4/0 △可吸收缝线、骶神经电刺激系统。

（3）常规药品：盐酸利多卡因注射液、500ml灭菌注射用水。

（4）仪器设备：移动式C臂机、挡板、铅衣、患者程控器、医用程控仪。

（5）器械及敷料：扩创包、眼包。

2.麻醉方式与体位

（1）麻醉方式：局部麻醉。

（2）手术体位：俯卧位。

3.手术主要步骤及护理配合（表5-24）

表5-24 骶神经电刺激（Ⅰ期）主要步骤及护理配合

手术主要步骤	护理配合
（1）定位S_3神经孔	推移动式C臂机透视协助定位
（2）穿刺针与体表成60°置入S_3神经孔	递穿刺针
（3）电刺激穿刺针，行神经测试	询问患者感觉，可见患者特征性盆底风箱样运动反射和足趾跖屈反射，提示S_3定位准确
（4）将导丝沿穿刺针放入S_3神经孔	递导丝
（5）撤出穿刺针，切开小口，使用扩张器沿导丝穿入	递小圆刀划皮，血管钳协助，用干纱布拭血；递扩张器
（6）撤出导丝，将电极沿扩张器置入S_3神经孔	准备电极，测试电刺激有应答

手术主要步骤	护理配合
（7）撤出扩张器，使用皮下隧道针从前述切口至置入侧臀部囊袋间建立皮下隧道，将电极通过隧道引入囊袋后，连接经皮延伸导线	递皮下隧道针和经皮延伸导线，注意导线合理放置，避免污染
（8）使用皮下隧道针从置入侧臀部囊袋穿刺至对侧皮下，将经皮延伸导线引出体外，连接临时刺激器	准备皮下隧道针和临时刺激器
（9）严密止血，关闭切口	递可吸收缝线和有齿镊协助，美敷覆盖伤口

4.手术配合护理要点

（1）该手术需要患者准确回答电脉冲刺激后的反应，因此，术前必须耐心向患者解释手术方法和特点，消除紧张恐惧心理。

（2）手术过程中禁止使用手机，以免干扰电刺激系统。

（3）取俯卧位，下腹部垫高，使骶部后表面位于水平面；小腿稍垫高，使膝关节屈曲，保证足趾悬空。

（4）术中严格执行无菌操作，避免切口长时间暴露；保护好多余的导线，避免滑落于手术台下造成污染。

（5）术者每个步骤完成后随即做电脉冲刺激，巡回护士应严格按照术者要求调节刺激参数，调节幅度不宜过大。

（6）患者长时间处于俯卧位，且术中多次使用电脉冲刺激系统，巡回护士应密切观察患者血压、呼吸情况，以及胸、腹、眼部、双颊部有无受压，有异常情况及时告知医师并处理。

（7）术后嘱患者有效记录排尿日记，避免过度弯腰、跳跃等剧烈的体力活动，避免性生活等，以免电极移位。在开车或使用电动工具时最好关闭系统，不要过于接近工业电子设备及高压线，避免强力磁场、微波，防止刺激器激活或失活。

二、骶神经电刺激（Ⅱ期）

适用于顽固性尿频、尿急、急迫性尿失禁和便失禁的患者。Ⅱ期为永久植入阶段。

1.物品准备

（1）常规物品：15号刀片、电刀、一次性引流管、一次性灯罩2个、45cm×45cm医用手术薄膜、10ml注射器、20ml注射器、6cm×7cm美敷2张、9cm×15cm美敷2张、手套若干、纱布、11cm×7cm医用手术薄膜、丝绸布胶带。

（2）特殊物品：3/0可吸收缝线、4/0△可吸收缝线、骶神经电刺激系统。

（3）常规药品：盐酸利多卡因注射液、500ml灭菌注射用水。

（4）仪器设备：患者程控器、医用程控仪。

（5）器械及敷料：扩创包、眼包。

2.麻醉方式与体位

（1）麻醉方式：局部麻醉。

（2）手术体位：俯卧位。

3.手术主要步骤及护理配合（表5-25）

表5-25　骶神经电刺激（Ⅱ期）主要步骤及护理配合

手术主要步骤	护理配合
（1）取臀部囊袋原切口划皮，找到经皮延伸导线和原电极连接部	递小圆刀切开皮肤，血管钳协助，干纱布拭血，注意保护导线不受污染
（2）分离连接部	妥善放置取出的临时连接部
（3）将临时经皮延伸导线取出	妥善放置取出的电极延长线
（4）扩大皮下囊袋	递血管钳协助，干纱布拭血；妥善保护电极
（5）使用无菌蒸馏水纱布擦拭电极	准备无菌蒸馏水，准备永久起搏器
（6）将永久起搏器与电极相连接并置入皮下囊袋，测试永久刺激器	询问患者感受，观察各电极电阻正常、神经应答良好
（7）严密止血，逐层关闭切口	递可吸收缝线和有齿镊协助，美敷覆盖伤口

4.手术配合护理要点

（1）该手术需要患者准确回答电脉冲刺激后的反应，因此，术前必须耐心向患者解释手术方法和特点，消除紧张恐惧心理。

（2）术中禁止使用手机以免干扰电刺激系统。

（3）术中严格执行无菌操作，避免切口长时间暴露；保护好多余的导线，避免滑落于手术台下造成污染。

（4）术者每个步骤完成后随即做电脉冲刺激，巡回护士应严格按照术者要求调节刺激参数，调节幅度不宜过大。

（5）患者长时间处于俯卧位，且术中多次使用电脉冲刺激系统，巡回护士应密切观察患者血压、呼吸情况，胸、腹、眼部、双颊部有无受压，有异常情况及时告知医师并处理。

（6）术后正确指导患者进行日常活动，在开车或使用电动工具时最好关闭系统，不要过于接近工业电子设备及高压线，避免强力磁场、微波，防止刺激器激活或失活。

三、经尿道膀胱颈挛缩切开术

适用于排尿困难、非手术治疗效果不佳的患者。

1. 物品准备

（1）常规物品：一次性引流管2根、医用无菌保护套2个、18号双腔导尿管、集尿袋、20ml注射器、手套若干、1000ml 0.9%氯化钠注射液。

（2）常规药品：盐酸利多卡因胶浆。

（3）仪器设备：全高清内镜摄像系统、负压吸引装置。

（4）器械及敷料：TUR包、泌尿包、30°膀胱镜、内切开器械包。

2. 麻醉方式与体位

（1）麻醉方式：全身麻醉。

（2）手术体位：截石位。

3. 手术主要步骤及护理配合（表5-26）

表5-26　经尿道膀胱颈挛缩切开术手术主要步骤及护理配合

手术主要步骤	护理配合
（1）置入内切开镜鞘，观察膀胱内有无小室、小梁形成，以及双侧输尿管开口、膀胱颈狭窄和尿道括约肌情况	递膀胱镜及内切开工作手件，连接显像系统、冷光源，调节白平衡；连接膀胱灌注冲洗装置
（2）冷刀切开瘢痕组织	用冷刀在膀胱颈3点、9点和12点，或5点、7点和12点，或4点、8点和12点处切开
（3）退出镜鞘并留置导尿管	插入双腔导尿管，检查整个尿道通畅情况

4.手术配合护理要点

（1）如进镜困难先行尿道扩张，准备F24～F26尿道扩张器。

（2）术中保持膀胱呈半充盈状态，确保灌注液持续灌注。

（3）选择冷刀切开，避免电刀或激光等治疗引起局部热损伤导致膀胱颈部的微血管发生闭塞，减少术后再发瘢痕狭窄。

（4）术后观察膀胱充盈程度，根据出血情况准备好三腔导尿管、0.9%氯化钠膀胱冲洗液。

- -

四、尿道肉阜切除术

适用于非手术治疗效果不佳、体积较大、出血或尿道刺激症状明显的尿道肉阜患者。

1.物品准备

（1）常规物品：15号刀片、导尿包。

（2）特殊物品：6/0可吸收缝线。

（3）器械及敷料：扩创包、眼包、牵开架。

2.麻醉方式与体位

（1）麻醉方式：全身麻醉。

（2）手术体位：截石位。

3.手术主要步骤及护理配合（表5-27）

表5-27　尿道肉阜切除术主要步骤及护理配合

手术主要步骤	护理配合
（1）充分显露尿道外口及尿道肉阜	递牵开架牵引

续表

手术主要步骤	护理配合
（2）切除肉阜	递小圆刀和血管钳，纱布拭血，及时夹取标本并放入容器内
（3）缝合创面	递纹式钳，6/0可吸收缝线连续缝合
（4）留置导尿管	递双腔导尿管，尿道开口导尿管缠绕纱布

4.手术配合护理要点

（1）尿道肉阜多为绝经期的中老年女性，平均年龄为65岁，骨质疏松的可能性比较大，因此，在摆放截石位时动作应轻柔，避免因操作不当而导致骨折。

（2）术中若使用电刀止血时不应功率过大，因为功率过大或凝固时间过久，会导致肉阜周围组织坏死、瘢痕增生挛缩，增加尿道口狭窄等风险。

五、经尿道狭窄切开术（冷刀）

适用于经尿道扩张疗效不佳或失败的尿道狭窄患者；狭窄段能通过导丝或输尿管导管，瘢痕不严重患者。

1.物品准备

（1）常规物品：一次性引流管2根、医用无菌保护套2个、18号双腔导尿管、集尿袋、20ml注射器、3F输尿管导管、手套若干、1000ml 0.9%氯化钠注射液。

（2）特殊物品：导丝。

（3）常规药品：盐酸利多卡因胶浆。

（4）仪器设备：全高清内镜摄像系统、负压吸引装置。

（5）器械及敷料：TUR包、泌尿包、30°膀胱镜、内切开器械包。

2. 麻醉方式与体位

（1）麻醉方式：全身麻醉。

（2）手术体位：截石位。

3. 手术主要步骤及护理配合（表 5-28）

表 5-28　经尿道狭窄切开术（冷刀）主要步骤及护理配合

手术主要步骤	护理配合
（1）尿道扩张器扩张尿道外口，了解大致狭窄部位	润滑 F20 ～ F26 尿道扩张器，逐个传递
（2）置入内切开镜鞘探查尿道	递膀胱镜及内切开工作手件；连接显像系统、冷光源、调节白平衡；连接膀胱灌注冲洗装置
（3）插入导丝或 3F 输尿管导管	轻柔的插入导丝或输尿管导管直至膀胱内
（4）切开狭窄段瘢痕	将冷刀沿着引导管轨迹前后移动，冷刀行尿道内切开
（5）内切开镜鞘进入膀胱	拔出引导管，检查膀胱内情况
（6）退出镜鞘并留置导尿管	插入双腔尿管，检查整个尿道通畅情况

4. 手术配合护理要点

（1）在扩张尿道时，应手法轻柔，避免使用暴力，以免造成尿道出血和假道形成，影响手术进行。应备好 F28 尿道扩张器。

（2）在手术过程中，全程应在直视下沿着引导管切开，注意刀叶和引导管的关系，避免切断引导管，故术中要仔细检查膀胱内是否有异物残留，术后检查引导管是否完整。

（3）术中如遇出血需要用激光止血时，则备好激光机器和激光光纤。如用电切镜止血，备好电切镜器械包、能量平台、单极脚踏、单极线、锌板连接线，应注意将冲洗液更换为 5% 葡萄糖注射液。注意保持术中有效的持续低压冲洗，调节冲洗液与膀胱平面的高度为40～50cm。

（4）术后如遇导尿管插入困难者，则准备好导引钢丝，切勿暴力性插入，以免形成假道。

（5）根据出血情况备好三腔导尿管和0.9%氯化钠膀胱冲洗液。妥善固定导尿管和集尿袋，观察尿液的颜色，有异常及时通知医师处理。

六、经阴道无张力中段尿道吊带术

适用于非手术治疗无效或由于各种原因不能接受非手术治疗的中度或重度压力性尿失禁，对生活质量有明显影响的患者；伴有中度至重度盆腔脏器脱垂需重建者。

1.物品准备

（1）常规物品：15号刀片、扩创套针、3/0慕丝线、一次性引流管2根、医用无菌保护套2个、导尿包、18号双腔导尿管、集尿袋、45cm×30cm颅脑手术薄膜、5ml注射器、冲洗针筒、双腔冲洗管、6cm×7cm美敷2张、手套若干、粘贴医用裤、纱布、1000ml 0.9%氯化钠注射液。

（2）特殊物品：3/0可吸收缝线、吊带。

（3）常规药品：盐酸利多卡因胶浆、盐酸利多卡因注射液。

（4）仪器设备：全高清内镜摄像系统、负压吸引装置。

（5）器械及敷料：TVT包、眼包、膀胱镜器械包、70°膀胱镜，备TVT穿刺器。

2.麻醉方式与体位

（1）麻醉方式：全身麻醉或局部麻醉。

（2）手术体位：截石位。

3.手术主要步骤及护理配合（表5-29）

表5-29　　经阴道无张力中段尿道吊带术主要步骤及护理配合

手术主要步骤	护理配合
（1）插入导尿管	准备双腔导尿管
（2）在阴道前壁距尿道口1～1.5cm做前壁纵行切口	递小圆刀、纱布，2把组织钳夹持切口两侧阴道壁显露术野
（3）分离两侧尿道旁间隙并游离至耻骨联合下缘	递解剖剪协助
（4）拔除导尿管，穿刺针分别置入患者双侧尿道旁隧道	递穿刺针
（5）放置吊带并展平	准备吊带
（6）膀胱镜检查	递膀胱镜及工作手件，连接显像系统、冷光源，调节白平衡，连接膀胱灌注冲洗装置
（7）在尿道与吊带之间放置一把直角钳，调整吊带，取出塑料保护套	递直角钳；递线剪、血管钳协助取出塑料保护套
（8）全层缝合阴道壁切口	递有齿镊、3/0可吸收缝线
（9）留置导尿管	准备双腔导尿管置入，连接集尿袋
（10）平皮下剪除多余吊带，包扎伤口	递线剪，美敷覆盖伤口

4.手术配合护理要点

（1）正确使用手术粘贴膜，应将其粘贴于会阴部阴道水平面以下，既可达到隔离肛门污染区域，又起到术中冲洗阴道时接水的目的，以充分保证术野的干燥、无菌，避免术后感染。

（2）局部麻醉下行TVT手术时，许多患者伴有心、脑、肺功能减退及麻醉风险大、糖尿病、过度肥胖等情况。注意观察患者的生命体征，多询问患者的术中感受，做好应对措施。

（3）术中患者清醒，利于术者在术中调整吊带的松紧度，以达到适宜程度。

（4）术中巡回护士指导局部麻醉患者进行有效的咳嗽，先深吸一口气，然后屏气片刻后用力咳嗽，使腹压增加。有助于患者手术时配合医师对吊带的松紧度进行判断和调节。咳嗽后尿道口有1～2滴尿液溢出为理想标准。

（5）术中需要膀胱镜探查膀胱是否穿孔，必须保证膀胱灌注液持续灌注，确保膀胱充盈。如有损伤，可退出穿刺针重新穿刺，术后留置导尿管5天以上。

（6）根据吊带的品牌和型号选择匹配的穿刺器械。

第六节　睾丸手术的护理配合

一、睾丸切除术

适用于睾丸肿瘤或阴囊内其他肿瘤、罹患前列腺癌需要做去势治疗者、睾丸严重损伤、成人高位隐睾无法下拉至阴囊且萎缩者及晚期附睾、睾丸结核等患者。

1.物品准备

（1）常规物品：15号刀片（阴囊径路）、21号刀片（腹股沟径路）、6×17圆针、2/0慕丝线、电刀、9cm×10cm美敷、手套若干、消毒棉垫、纱球、丝绸布胶带。

（2）特殊物品：4/0△可吸收缝线。

（3）仪器设备：能量平台。

（4）器械及敷料：扩创包、眼包。

2.麻醉方式与体位

（1）麻醉方式：全身麻醉。

（2）手术体位：平卧位，两腿稍分开。

3.手术主要步骤及护理配合（表5-30）

表5-30　睾丸切除术主要步骤及护理配合

手术主要步骤	护理配合
（1）经阴囊径路	
1）于阴囊正中做纵行皮肤切口，长约3cm，逐层切开肉膜、精索外筋膜	递小圆刀切开皮肤，弯蚊式钳协助，电刀电凝止血，干纱布拭血
2）分离提睾肌、精索内筋膜及睾丸鞘膜壁层至睾丸鞘膜腔	递组织钳、弯蚊式钳
3）游离精索，切断精索，分离输精管，结扎近侧断端	递小直角拉钩，牵开显露术野，血管钳游离、钳夹；2/0慕丝线输精管及其脉管单独结扎1道，再分束结扎精索2道，用6×17圆针、2/0慕丝线近端缝扎1道
4）切除睾丸，取出标本	递血管钳钳夹，组织剪剪断，2/0慕丝线结扎，标本放入盛器内
5）创面彻底止血，留置引流橡皮片	递血管钳夹持纱布擦拭，电刀电凝止血；递碘伏纱球消毒阴囊皮肤，小圆刀于阴囊底部做一小切口，血管钳夹持橡皮片放置于阴囊底部。准备有齿镊，4/0△可吸收缝线缝合固定
6）逐层关闭切口	递有齿镊、弯蚊式钳，4/0△可吸收缝线间断缝合
7）消毒、覆盖伤口	递碘伏纱球消毒，美敷覆盖切口、棉垫加压包扎、丝绸布胶带十字交叉固定
（2）经腹股沟径路	
1）取腹股沟斜切口，长约2cm	递大圆刀切开皮肤，弯蚊式钳协助，电刀电凝止血、干纱布拭血
2）切开皮肤、皮下组织至腹外斜肌腱膜，锐性切开腹外斜肌腱膜，显露腹股沟管	递小直角拉钩，牵开显露术野，弯蚊式钳协助分离；大圆刀切开腱膜，组织剪锐性分离后剪开

续表

手术主要步骤	护理配合
3）分离并切断精索	递3把血管钳夹住精索，在远侧两把钳之间切断精索，近侧精索断端用2/0慕丝线结扎及缝扎各1道，输精管及其脉管单独结扎1道
4）牵拉远端精索，锐性分离精索远端，逐渐将睾丸鞘膜囊拉出切口以外	递小直角拉钩，牵开显露术野，弯蚊式钳及组织剪协助分离
5）结扎睾丸引带，摘除睾丸	递血管钳、组织剪，夹住并剪断睾丸引带，2/0慕丝线结扎
6）关闭腹股沟管，使外环口完全关闭	递有齿镊、弯蚊式钳，2/0慕丝线间断缝合
7）留置阴囊皮片引流并固定	递血管钳夹持纱布擦拭，电刀电凝止血；准备碘伏纱球消毒阴囊皮肤，小圆刀于阴囊底部做一小切口，血管钳夹持橡皮片放置于阴囊底部；递有齿镊，4/0△可吸收缝线固定皮片
8）消毒、覆盖伤口	递碘伏纱球消毒，美敷覆盖切口、棉垫加压包扎、丝绸布胶带十字交叉固定

4.手术配合护理要点

（1）电刀功率从20 W逐渐增大到60W，组织的损伤区域仅发生局部变化；当电刀功率从60 W增大到70 W时，组织损伤区域显著增大。故医师在使用电切模式进行手术时，在满足手术要求的前提下电刀功率应尽量选择20～60W。此功率范围内对手术部位造成的损伤区域较小，损伤程度较轻，有利于减少患者的术后康复周期。

（2）睾丸切除患者由于年龄较大，感觉灵敏度低，反应较迟钝，因而术中应加强体位、保温护理措施，有利于提升患者术中的舒适度。术中密切观察病情，如肢端血液循环、体温及出血情况，必要时备止血材料。

二、隐睾探查及下降固定术

适用于隐睾或睾丸下降不全的患者。

1. 物品准备

（1）常规物品：15号刀片、6×17圆针、3/0慕丝线、2/0慕丝线、电刀、手套若干、纱球。

（2）特殊物品：5/0△可吸收缝线。

（3）仪器设备：能量平台。

（4）器械及敷料：扩创包、眼包、长无损伤镊。

2. 麻醉方式与体位

（1）麻醉方式：全身麻醉。

（2）手术体位：平卧位，两腿稍分开。

3. 手术主要步骤及护理配合（表5-31）

表5-31　隐睾探查及下降固定术手术主要步骤及护理配合

手术主要步骤	护理配合
（1）斜行切开腹股沟皮肤、皮下组织，显露腹股沟管前壁	递小圆刀切开皮肤，用弯蚊式钳协助，电刀逐层切开，干纱布拭血，电凝止血
（2）切开腹外斜肌腱膜，探查睾丸及精索	递2把小直角拉钩，牵开显露术野，小圆刀切开，组织剪剪开，准备无齿镊游离精索，组织钳提出切口
（3）切开睾丸鞘膜，离断睾丸引带	递长无损伤镊、弯蚊式钳协助，游离睾丸引带，弯蚊式钳钳夹，组织剪剪断后2/0慕丝线结扎
（4）于精索内侧分离疝囊颈	递3把弯蚊式钳，提起牵开睾丸系膜，血管钳与解剖剪交替分离至内环，3/0慕丝线结扎；解剖剪剪断，无齿镊协助
（5）横断疝囊，结扎疝颈	递解剖剪剪开，6×17圆针、2/0慕丝线荷包缝扎疝颈，有齿镊、弯蚊式钳协助

续表

手术主要步骤	护理配合
（6）剪开精索外侧韧带及结缔组织，松解、游离精索	递无齿镊、血管钳、湿纱布推开，小直角拉钩牵开显露；递无齿镊、解剖剪剪开及松解，血管钳协助
（7）沿腹壁筋膜深面分离至阴囊最低处（徒手分离）	递血管钳钝性游离、示指配合游离
（8）扩张阴囊腔，做阴囊横行切口，分离阴囊皮肤与肉膜间隙，形成肉膜外囊袋	小圆刀切开，递有齿镊协助，弯蚊式钳分离
（9）撑开肉膜，引出睾丸，将睾丸无张力固定在阴囊皮下囊袋中	递血管钳分离、引出，3/0慕丝线固定
（10）缝合肉膜、阴囊壁切口	递无齿镊协助，6×17圆针、2/0慕丝线间断缝合
（11）缝合腹股沟切口各层	递无齿镊协助，6×17圆针、2/0慕丝线缝合肌层、皮下组织
（12）缝合切口	递有齿镊协助，5/0△可吸收缝线做皮内缝合
（13）消毒、覆盖切口	递碘伏纱球消毒，纱布覆盖切口

4.手术配合护理要点　隐睾多伴有斜疝及鞘突未闭，需要同时施行疝囊高位结扎，并妥善修补因松解精索切开的腹膜、腹横筋膜等组织，以防术后疝复发。因此护士要做好充分的术前准备，备好行疝囊结扎手术所需器械及物品。

第七节　男性生殖手术的护理配合

一、阴茎整形术

适用于隐匿阴茎的患者。

1.物品准备

（1）常规物品：11号刀片、电刀、6cm×7cm美敷、手套若干、纱球、10cm×10cm凡士林纱布、自粘弹性绷带、丝绸布胶带。

（2）特殊物品：3/0不可吸收缝线（成人）、4/0不可吸收缝线（小儿）、5/0可吸收缝线（成人）、6/0可吸收性缝线（小儿）。

（3）常规药品：亚甲蓝注射液。

（4）仪器设备：能量平台。

（5）器械及敷料：隐匿阴茎包、眼包。

2.麻醉方式与体位

（1）麻醉方式：静脉麻醉。

（2）手术体位：平卧位。

3.手术主要步骤及护理配合（表5-32）

表5-32　阴茎整形术主要步骤及护理配合

手术主要步骤	护理配合
（1）扩大包皮口，松解包皮粘连，显露阴茎头，清除包皮垢	递弯蚊式钳逐渐扩大包皮口，准备碘伏纱球消毒阴茎头和包皮
（2）环形标记并切开包皮内板	用持针器钳夹卷成团的纱布沾亚甲蓝画线；递小尖刀切至阴茎深筋膜，解剖剪剪开切口，干纱布拭血，电刀电凝止血
（3）脱套至阴茎根部，切除阴茎悬韧带浅层，止血	递2把有齿镊协助，解剖剪游离阴茎皮肤脱套，2把小直角拉钩协助显露深层组织，电刀电凝止血
（4）取两侧阴茎根部切口，将阴茎白膜与皮下组织固定	递小尖刀切开皮肤，小直角拉钩及组织钳显露，用3/0或4/0不可吸收缝线缝合固定；皮肤切口用5/0或6/0可吸收性缝线间断缝合

手术主要步骤	护理配合
（5）修剪多余包皮，缝合包皮内、外板创缘	递小尖刀，弯蚊式钳协助切除多余包皮，递有齿镊协助；5/0或6/0可吸收性缝线间断缝合包皮内、外板的残端
（6）消毒，加压包扎，固定	递碘伏纱球消毒，凡士林纱布环绕包扎包皮切口处，外面用一层纱布加压包扎切口；准备自粘弹性绷带包裹阴茎，用丝绸布胶带固定于下腹部，美敷覆盖阴茎根部切口

4.手术配合护理要点

（1）包皮手术消毒后，提醒手术医师在两侧腹股沟之间垫无菌纱布，防止因术中渗血浸湿手术床单，影响无菌区域或对患者造成损害。

（2）小儿由于体温调节中枢发育不成熟、体温变化不规则、手术创伤、麻醉作用、冷消毒液刺激皮肤、手术区皮肤暴露等都可造成麻醉期间体温发生变化，所以，麻醉中小儿应特别加强术中保暖，室温应控制在24～26℃，用加温的棉被覆盖非手术部位，必要时可使用充气式加温毯，输入的液体和冲洗体腔的液体都要加温至37℃，保持手术床单干燥，防止体热散失。

（3）在苏醒期小儿意识尚未恢复，易出现躁动、哭闹、幻觉，容易发生窒息等意外，护士应加强床旁看护，可使用约束带进行四肢固定，但要注意松紧适宜，保持适当的活动度，防止坠床。

二、包皮环切术

适用于包茎或包皮过长、反复发生炎症且急性感染已控制、包皮良性肿瘤及其他皮肤性病如尖锐湿疣等的患者。

1. 物品准备

（1）常规物品：11号刀片、电刀、手套若干、纱球、10cm×10cm凡士林纱布、自粘弹性绷带。

（2）特殊物品：5/0可吸收缝线（成人）、6/0可吸收性缝线（小儿）。

（3）常规药品：亚甲蓝注射液。

（4）仪器设备：能量平台。

（5）器械及敷料：包皮环切包、眼包。

2. 麻醉方式与体位

（1）麻醉方式：静脉麻醉或局部麻醉。

（2）手术体位：平卧位。

3. 手术主要步骤及护理配合（表5-33）

表5-33　包皮环切术主要步骤及护理配合

手术主要步骤	护理配合
（1）在包皮外板和冠状沟大致平行部位电凝四处标记点，刀片依次连接四点即为包皮外板切口	递小尖刀切开皮肤，电刀电凝止血，干纱布拭血
（2）扩大包皮口，松解包皮粘连，显露阴茎头，清除包皮垢	递弯蚊式钳逐渐扩大包皮口，递碘伏纱球消毒阴茎头和包皮
（3）在内板距冠状沟0.5～1.0cm处做一环形切口，系带处做一倒"V"形皮瓣	递小尖刀切开，干纱布拭血，电刀电凝止血

手术主要步骤	护理配合
（4）纵行切开内、外板两切口线间的皮肤，在阴茎浅筋膜表面分离、切除包皮，使阴茎头完全外露	递4把弯蚊式钳钳夹皮肤，手外剪剪开背侧皮肤，电刀电切皮下组织，电凝止血
（5）缝合包皮内、外板创缘	递有齿镊协助，用5/0或6/0可吸收缝线间断缝合包皮内、外板的残端
（6）消毒，加压包扎，固定	递碘伏纱球消毒，用凡士林纱布环绕在包皮切口处，外面用一层纱布加压包扎切口，准备自粘弹性绷带包裹阴茎

4.手术护理配合要点

（1）医师在修剪包皮时，护士不可将包皮提得太紧，尽量放松，以免残端留得过短，血管容易滑落而引起出血。

（2）4～7岁患儿术中配合率由36%提高到76%，8～13岁患儿术中配合率由53%提高到92%。局麻下手术患儿处于清醒状态，恐惧、紧张和焦虑可加重疼痛反应，甚至哭闹、不配合手术，影响手术的进行和术后效果，因此，术前要做好解释工作，术中陪伴患儿，缓解其紧张情绪，提高患儿合作程度。

- -

三、显微输精管-输精管吻合术

适用于输精管梗阻需复通；其他原因导致的输精管梗阻，如腹股沟或阴囊部位手术造成的输精管医源性损伤的患者。

1.物品准备

（1）常规物品：15号刀片、电刀、导尿包、5ml注射器、1ml注射器、10ml注射器、22号留置套管针、24号留置套管针、9cm×10cm美敷、手套若干、消毒棉垫、纱球、丝绸布胶带。

（2）特殊物品：8/0、9/0、10/0不可吸收缝线、4/0 △ 可吸收缝线。

（3）常规药品：亚甲蓝注射液、100ml 0.9%氯化钠注射液。

（4）仪器设备：能量平台、显微镜。

（5）器械及敷料：隐匿阴茎包、眼包、显微器械、血管吻合支架、输精管分离钳、输精管固定钳。

（6）其他：载玻片、显微吸针板。

2.麻醉方式与体位

（1）麻醉方式：全身麻醉。

（2）手术体位：平卧位，两腿稍分开。

3.手术主要步骤及护理配合（表5-34）

表5-34　显微输精管－输精管吻合术主要步骤及护理配合

手术主要步骤	护理配合
（1）纵行切开阴囊皮肤、皮下及筋膜	递小圆刀切开皮肤，输精管固定钳协助
（2）将输精管结节与周围组织分离	递组织钳牵开，显露术野，输精管分离钳分离
（3）游离输精管，切除瘢痕结节	递输精管分离钳游离，组织钳协助，手外剪剪除，电刀电凝止血
（4）输精管吻合	
1）修剪输精管两断端	递血管吻合支架固定，整形镊、手外剪修剪
2）挤压输精管远端，检查输精管通畅度	递载玻片蘸取挤压液体后送显微镜检查精子，准备24号留置套管针，置入输精管近端，1ml注射器分别抽取生理盐水及亚甲蓝注射液，推注后观察尿袋内尿液是否蓝染
3）输精管肌层标记6点，吻合输精管并复位	准备亚甲蓝注射液，显微镊协助，9/0或10/0不可吸收线缝合线全层间断缝合，8/0或9/0不可吸收缝线在输精管外膜处加固6针

手术主要步骤	护理配合
（5）缝合阴囊切口	递有齿镊，用4/0△可吸收缝线间断缝合
（6）消毒、覆盖并加压包扎切口	递碘伏纱球消毒，美敷覆盖切口、棉垫加压包扎、丝绸布胶带十字交叉固定

4.手术配合护理要点

（1）显微器械精密，术中应注意保护，轻拿轻放。

（2）术中吻合输精管时如血液影响操作，递10ml注射器带22号套管针套抽取生理盐水局部冲洗显露。

四、精索静脉显微结扎术

适用于精索静脉曲张合并不育或症状较重的患者。

1.物品准备

（1）常规物品：21号刀片、6×17圆针、2/0慕丝线、6-0线团、电刀、一次性引流管、10ml注射器、6cm×7cm美敷、手套若干、纱布、纱球。

（2）特殊物品：4/0△可吸收缝线。

（3）常规药品：250ml 0.9%氯化钠注射液。

（4）仪器设备：能量平台、彩色多普勒超声诊断仪、显微镜。

（5）器械及敷料：阑尾包、眼包。

2.麻醉方式与体位

（1）麻醉方式：全身麻醉。

（2）手术体位：平卧位。

3.手术主要步骤及护理配合（表5-35）

表5-35　精索静脉显微结扎术主要步骤及护理配合

手术主要步骤	护理配合
（1）取外环下横切口长约2cm，逐层切开皮肤、皮下组织	递大圆刀切开，血管钳钳夹，出血点电凝止血
（2）逐层分离至腹外斜肌腱膜外环口处	递甲状腺拉钩牵开，显露术野，血管钳分离
（3）钝性分离至外环口，显露精索，并提拉到切口表面固定，打开精索外筋膜及提睾肌	递引流管牵拉精索，递血管钳分离及钳夹精索外筋膜及提睾肌
（4）用显微操作器械仔细游离出明显曲张的精索静脉，避开动脉、淋巴管、输精管	递显微器械，6/0线团结扎静脉
（5）彻底止血，缝合提睾肌及精索外筋膜，牵拉睾丸使精索复位	递有齿镊，4/0△可吸收缝线间断缝合
（6）缝合皮下及切口	递有齿镊协助，6×17圆针、2/0慕丝线缝合皮下组织，4/0△可吸收缝线做间断缝合
（7）消毒、覆盖切口	递碘伏纱球消毒，美敷覆盖切口

4.手术配合护理要点

（1）切开精索外筋膜及提睾肌时，电刀调至10W。

（2）结扎静脉时如出血影响视野，递10ml注射器带22号套管针套抽取生理盐水局部冲洗显露。

（3）腹股沟外环下切口手术方式因其手术位置静脉分支较多，需要辨认分离小血管；手术时间较长，护士需要做好保暖措施，可给予充气式加温毯覆盖患者进行保暖。

（4）分离过程中精索创面可能会出血，护士需要密切关注手术进程，及时备好止血物品。

第八节 泌尿科常规器械包及敷料包配置

一、常规器械包

泌尿科常规器械包配置见表5-36至表5-45。

表5-36 LC包

器 械	数量	器 械	数量
海绵钳（弯×2、直×1）	3把	刀柄（3号）	1把
血管钳	4把	组织剪	1把
长弯血管钳	1把	线剪	1把
组织钳	4把	药杯	1个
持针器	1把	碟子	1个
巾钳	4把	药碗	1个
有齿镊	1把	小面盆	1个
小直角拉钩	2把		

表5-37 泌LC操作钳包

器 械	数量	器 械	数量
解剖剪	1把	吸引器	1把
抓钳	1把	施夹器	1把
腔镜持针器	1把	穿刺器	1个
直角钳	2把	单极线	1根
长分离钳	1把	刀柄（4号）	1把
短分离钳	2把	药杯	1个
电凝钩	1把		

表5-38 PCNL包

器 械	数量	器 械	数量
海绵钳	1把	线剪	1把
血管钳	2把	碟子	1个
持针器	1把	药碗	1个
巾钳	4把	小面盆	1个
刀柄（3号）	1把		

表5-39 TUR包

器 械	数量	器 械	数量
海绵钳	1把	线剪	1把
血管钳	2把	药勺	1个
组织钳	1把	碟子	1个
巾钳	1把	药碗	1个
有齿镊	1把	小面盆	1个
尿道扩张器（24号、26号）	2把		

表5-40 前列腺穿刺包

器 械	数量	器 械	数量
组织钳	1把	药碗	1个
碟子	1个		

表5-41 扩创包

器 械	数量	器 械	数量
海绵钳	1把	吸引器	1个
蚊式钳	4把	小直角拉钩	2把
14cm血管钳	4把	刀柄（3号）	1把

续表

器 械	数量	器 械	数量
18cm血管钳	2把	解剖剪	1把
组织钳	1把	线剪	1把
持针器	1把	药杯	1个
巾钳	4把	碟子	1个
无齿镊	1把	药碗	1个
有齿镊	1把	小面盆	1个

表5-42 TVT包

器 械	数量	器 械	数量
海绵钳	1把	小S拉钩	2把
血管钳	4把	重锤拉钩	1把
直角钳	1把	刀柄（3号）	1把
组织钳	4把	解剖剪	1把
持针器	1把	组织剪	1把
巾钳	1把	线剪	1把
长平镊	1把	碟子	1个
无齿镊	1把	药碗	1个
有齿镊	1把	小面盆	1个
吸引器	1个	器械托盘	1个

表5-43 隐匿阴茎包

器 械	数量	器 械	数量
海绵钳	1把	神经拉钩	2把
蚊式钳	6把	小直角拉钩	2把
有齿血管钳	1把	刀柄（3号）	1把
组织钳	1把	解剖剪	1把

续表

器 械	数量	器 械	数量
阑尾钳	1把	线剪	1把
持针器	1把	手外剪	1把
精细持针器	1把	药杯	1个
巾钳	3把	碟子	1个
整形镊	2把	药碗	1个
精细有齿镊	2把	小面盆	1个

表5-44 包皮环切包

器 械	数量	器 械	数量
海绵钳	1把	刀柄（3号）	1把
蚊式钳	6把	手外剪	1把
组织钳	2把	碟子	1个
持针器	1把	药碗	1个
精细有齿镊	2把	小面盆	1个

表5-45 阑尾包

器 械	数量	器 械	数量
海绵钳（弯×1、直×1）	2把	腹腔拉钩	1把
14cm血管钳	10把	小S拉钩	1把
18cm血管钳	4把	甲状腺拉钩	2把
直角钳	1把	刀柄（4号）	4把
组织钳	2把	解剖剪	1把
阑尾钳	2把	组织剪	1把
持针器	2把	线剪	1把
有齿镊	1把	碟子	1个
无损伤镊	1把	药碗	1个
吸引器	1个	小面盆	1个

二、常规敷料包

泌尿科常规敷料包配置见表5-46至表5-50。

表5-46　外科通用包

品　名	数量	品　名	数量
医用纱布块	5块	230cm×320cm手术洞巾	1块
75cm×80cm机折边单	10块	150cm×190cm器械包布	1块
114cm×180cm边单	2块	100cm×100cm治疗巾（边单）	2块

表5-47　经皮肾包

品　名	数量	品　名	数量
180cm×350cm手术洞巾	1块	140cm×160cm一次性手术衣	1块
150cm×190cm外包布	1块	130cm×150cm一次性手术衣	3块
75cm×80cm手术垫单	6块	擦手纸	4张

表5-48　泌尿包

品　名	数量	品　名	数量
180cm×180cm裤套	1块	150cm×190cm外包布	1块
100cm×100cm简易单	3块		

表5-49　眼包

品　名	数量	品　名	数量
75cm×80cm机折边单	8块	120cm×198cm一次性手术衣	3块
90cm×150cm主单裁片	1块	擦手纸	3张

表5-50　换药巾包

品　名	数量	品　名	数量
75cm×80cm边单	3块	90cm×90cm外包布	1块

参 考 文 献

柴艳红，贾丽娟，张红梅，等. 2014. 侧卧位手术体位摆放研究进展. 护理研究，28（9C）：3336-3338.

陈汝雪，欧阳晶，谢倩，等. 2015. 综合干预对首台手术开台时间管理成效分析. 中国医院管理，35（5）：33-34.

陈宇. 2018. 探讨经尿道等离子前列腺电切术（TURP）的手术配合及护理方法. 全科护理，28（33）：160.

陈志，唐正严，丁见. 2014. 逆行或顺行球囊扩张术治疗输尿管狭窄. 中国内镜杂志，20（4）：385-387.

陈忠. 2001. 骶神经刺激治疗膀胱排尿功能障碍. 临床泌尿外科杂志，9（16）：403.

邓辉，李先林. 2010. 高龄患者绿激光汽化术的护理配合. 医学信息，23（12）：4944-4945.

董柏君，李永红，李志勇，等. 2019. 前列腺癌冷冻消融术安全共识. 现代泌尿外科杂志，24（4）：256-261.

董柏君，王艳青，忻志祥，等. 2019. 静脉麻醉下经会阴前列腺穿刺活组织检查术日间手术模式的临床应用. 上海医学，42（3）：170-174.

范利. 2015. 手术中截石位并发症预防的护理进展. 当代护士，（2）：13-16.

冯彩虹. 2005. 脊柱外科手术中俯卧位护理要点. 天津护理，13（1）：9-10.

冯少燕，谢慈妹. 2011. 膀胱水扩张治疗间质性膀胱炎的临床观察与护理. 临床医学工程，18（4）：585-586.

郭宝侠. 2013. 经尿道良性前列腺增生绿激光汽化术的手术护理配合. 中国当代医药，20（29）：133-134.

韩乾. 2019. 软性内窥镜的维护和保养. 设备维修，34（9）：171-175.

侯晓敏，钟奕，姜好，等. 2016. 肾脏手术患者升桥侧卧位适宜腰桥角度的研究. 护理学杂志，31（10）：53-55.

侯世浩，李周，陈朋飞，等. 2019. 经尿道绿激光膀胱肿瘤剜除术治疗非肌层浸润性膀胱癌的临床分析. 首都食品与医药，26（21）：39.

康卉娟, 陈新凤, 顾栋华, 等. 2019. 斜仰卧位联合截石位微创经皮肾钬激光碎石的手术护理. 海南医学, 30 (4): 542-544.

赖力, 卢一平, 莫宏, 等. 2015. 图解泌尿外科手术配合. 北京: 科学出版社.

李兰香, 薛银华, 朱正香. 2012. 经皮肾镜钬激光碎石的手术护理配合. 护理实践与研究, 9 (5): 139-140.

李朋, 李铮, 李石华. 2018. 梗阻性无精子症显微外科治疗进展和展望. 中华男科学杂志, 24 (7): 579-588.

李平, 石廷刚, 误双建. 2016. 医用气体的品种及用途. 医用气体工程, 1 (1): 25-27.

李乔, 李红莉, 胡志全. 2014. 氩氦刀冷冻治疗前列腺癌的手术配合. 现代泌尿生殖肿瘤杂志, 6 (4): 235-236.

李岩, 郭月, 周凤, 等. 2016. 构建曲线型仰卧手术体位的试验研究. 中华护理杂志, 51 (9): 1094-1097.

梁平, 夏荣妍, 王亮, 等. 2012. 两种经皮耻骨上膀胱穿刺造瘘术的疗效比较. 西部医学, 24 (8): 1545-1546.

刘文梅, 梁敏, 罗敏, 等. 2015. 经皮肾镜下碎石术斜卧-截石位的安置及并发症预防. 岭南现代临床外科, 15 (5): 639-640.

刘喆, 周勇, 张军, 等. 2017. 不同麻醉方式对老年手术患者术后感染率及疼痛状态的影响比较. 中华医院感染学杂志, 27 (1): 172-174.

刘苗, 田晓军, 马潞林, 等. 2017. 骶神经刺激治疗难治性膀胱过度活动症9例报告. 中国微创外科杂志, 17 (4): 322.

卢明英, 宋慧, 李新刚, 等. 2016. 睾丸切除术治疗老年前列腺肥大的围术期整体护理. 吉林医学, 37 (3): 732-733.

鲁宏磊, 舒峰, 刘宗来, 等. 2017. 经腹股沟切口睾丸下降固定术治疗小儿隐睾症, 中国临床研究, 30 (9): 1234-1236.

毛秋瑾, 李纯. 2017. 俯卧位通气患者压力性损伤的发生原因分析及应对措施. 护士进修杂志, 32 (8): 756-758.

钱蒨健, 周嫣. 2005. 实用手术室护理. 上海: 上海科学技术出版社.

任伍爱, 张青. 2017. 硬式内镜清洗消毒及灭菌技术操作指南. 北京: 北京科学技术出版社.

茹磊磊, 郑靖, 栗云龙, 等. 2016. 电刀功率对肌肉组织损伤影响的有限元分析. 中国生物医学工程学报, 35 (2): 169-176.

商翠清. 2016. 腹腔镜肾肿瘤射频消融术护理分析. 医学信息, 29 (36): 173.

邵军, 李巧星, 梁东彦, 等. 2011. 超声监视下经皮肾造瘘术的临床应用体会. 中国临床医学影像杂志, 22（7）: 498-499.

沈玲, 严樱菊, 毛思纯, 等. 2019. 超细经皮肾镜取石术的护理配合. 浙江实用医学, 24（6）: 459-460.

石红林, 郝建伟, 徐豪, 等. 2018. 显微外科经腹股沟途径精索静脉高位结扎术的14年经验总结. 中华显微外科杂志, 41（4）: 393-395.

宋爱华, 刘静, 兰莲莲. 2014. 腹腔镜肾囊肿去顶减压术的护理配合. 腹腔镜外科杂志, 19（9）: 643-645.

宋瑾, 黄如春. 2016. 医院日间手术室建设与运行管理的几点思考. 中国医院建筑与装备, 7: 27-29.

孙小燕, 杜鹃. 2012. TURP术中护理潜在危险因素及并发症原因分析和预防. 临床护理杂志, 11（2）: 46-47.

唐珊珊, 赵丹宁, 赵金惠, 等. 2012. 加温灌注液对经尿道前列腺切除术患者术中体温的影响. 中国药业, 21（4）: 23-24.

汪巧萍, 蔡珺, 沈海萍. 2014. 手术室老年患者输尿管软镜碎石术后感染的预防措施. 中华医院感染学杂志, 24（4）: 979-980.

王红. 2017. 术中体位改良护理对长时间侧卧位手术患者手术压疮的影响. 深圳中西医结合杂志, 27（24）: 177-179.

王立波, 王亚兰, 汤春波, 等. 2015. 输尿管镜下钬激光联合封堵取石导管治疗输尿管中上段结石的护理配合. 中国微创外科杂志, 15（9）: 862-864.

王少刚, 刘修恒, 叶章群, 等. 2018. 现代微创泌尿科学. 北京: 人民卫生出版社.

王天琪, 杨秋荣, 陈黎敏. 2017. 医用弹力袜预防下肢深静脉血栓的研究进展. 现代中西医结合杂志, 26（22）: 2503-2506.

王向阳, 姬彤宇, 单磊. 2017. 输尿管镜下逆行球囊扩张术治疗输尿管狭窄83例临床分析. 临床泌尿外科杂志, 32（3）: 200-204.

王新颖. 2017. 口服营养补充在老年患者手术后加速康复中的作用. 中华老年医学杂志, 36（5）: 481-483.

魏革, 胡玲, 祝发梅. 2011. 手术患者压疮风险因素评估表的设计与应用. 中华护理杂志, 46（6）: 578-580.

吴爱宁, 马国庆, 郭春亮, 等. 2018. 超声引导微创膀胱造瘘术在导尿困难患者急救中的应用. 实用医药杂志, 35（7）: 611-613.

吴婵, 李沪生, 陈锐, 等. 2020. 护理干预对经会阴前列腺穿刺患者疼痛影响的研究. 护理进修杂志, 35（14）: 1311-1313.

吴小凤, 郭澍, 宋丽, 等. 2014. 加压弹力袜预防经皮肾镜碎石术后患者下肢深静脉血栓的形成. 解放军护理杂志, 31（16）: 74-76.

谢珠红，金燕，吴媛媛．2018．经尿道160W绿激光前列腺汽化术的手术配合．浙江临床医学，20（2）：365-366．

徐婷，郑伟．2019．手术室细节护理在前列腺汽化电切手术中的应用效果及分析．实用临床护理学杂志，4（8）：124．

徐挺，胡俊彪，舒耀民．2016．腹股沟外环下精索静脉显微结扎术治疗精索静脉曲张的临床疗效观察．中国高等医学教育，（5）：138-142．

许东绍．2016．持续低压灌注下经尿道前列腺电切手术治疗高危前列腺增生的临床分析．当代医学，22（8）：82-83．

宣寒青，陈奇，仲海，等．2016．超细经皮肾镜取石术治疗肾和输尿管上段结石的疗效观察（附32例报告）．中华泌尿外科杂志，37（6）：427-430．

闫晶，杜艳丽，车稼萍．2013．综合护理干预对包皮套扎术患儿心理的影响．中华现代护理杂志，19（15）：1778-1781．

于江，刘佃成，杨祖兴，等．2016．高功率绿激光汽化术治疗浅表性膀胱肿瘤效果观察．山东医药，56（6）：105．

张健，谭君梅．2014．基于精益管理的手术排程系统优化．护理学杂志，29（10）：45-47．

张士纬，张古田，李笑弓，等．2011．射频辅助后腹腔镜下肾部分切除治疗肾肿瘤的临床应用．现代泌尿外科杂志，16（1）：53-55．

张信霞，殷艳．2013．膀胱截石位并发症预防的护理进展．临床护理杂志，12（2）：65-68．

张秀贤，陈晓丽，许春城．2019．探讨静脉全麻复合骶麻下隐匿阴茎手术的护理配合措施．中国现代药物应用，13（14）：217-218．

张秀艳．2011．泌尿科手术侧卧位摆置方法分析与探讨．中外医疗，（29）：58．

张雪艳，胡军．2012．手术室截石位患者术后体位改变对血流动力学的影响．齐鲁护理杂志，18（17）：9-11．

赵爱平，周嫣，胡文娟．2012．手术室护理．北京：人民卫生出版社．

赵快乐，赵体玉，李岩，等．2017．曲线型仰卧手术体位用于预防术中压疮的研究．中国护理管理，17（10）：1340-1345．

赵同民，丁峰．2012．日间手术室医院感染控制与管理．中华医院感染学杂志，22（2）：385．

甄建立，周红梅，刘琳．2017．直肠超声引导下经会阴穿刺前列腺冷冻消融术的围术期护理．全科护理，15（28）：3534-3535．

中国日间手术合作联盟．2015．日间手术手册．北京：人民卫生出版社．

中国日间手术合作联盟．2016．日间手术发展与实践．北京：人民卫生出版社.

中华护理学会手术室护理专业委员会. 2019. 手术室护理实践指南: 2019年版. 北京: 人民卫生出版社.

中华人民共和国建设部. 2013. 中华人民共和国质量监督检验检疫总局. 医院洁净手术部建筑技术规范（GB50333—2013）. 北京: 中国计划出版社.

中华人民共和国卫生行业标准. WS 310.1-2016, 医院消毒供应中心.

仲辉. 2014. 现代化手术室设备管理探讨. 中国医学装备, 11（3）: 78-79.

朱丹, 周力. 2011. 手术室护理学. 北京: 人民卫生出版社.

曾甫清, 章小平. 2017. 泌尿外科手术要点难点及对策. 北京: 科学出版社.

AORN. Perioperative Standards and Recommended Practices [EB/OL]. [2012-01-10]. http://www.aom.org/Practice-Resources/AORN Standards And Recommended Practices.

Padilha M M, Stephen Jones J, Streator Smith K, et al. 2013. Prediction of prostate cancer to urethradistance by a pretreatment nomogram: Urethral thermoprotection implication in cryoablation. Prostate Cancer Prostatic Discussion, 16（4）: 372-375.

Saranteas T, Kostopanagiotou G, Tzoufi M, et al. 2013. incidence of inferior vena cava thrombosis detected by transthoracic echocardiography in the immediate postoperative period after adult cardiac and general surgery. Anaesth Intensive Care, 41（6）: 782-787.

Xu KW, Huang J, Guo ZH, et al. 2011. Percutaneous nephrolithotomy in semisupine position: a modified approach for renal calculus. Urol Res, 39（6）: 467-475.

Yao ZY, Jia Z, Xie YH, et al. 2017. Analgesic effect of dezocine in different doses on elderly patients undergoing abdominal operation under general anesthesia and its influence on stress response to postoperative tracheal extubation. European Review for Medical & Pharmacological Sciences, 21（22）: 5223.